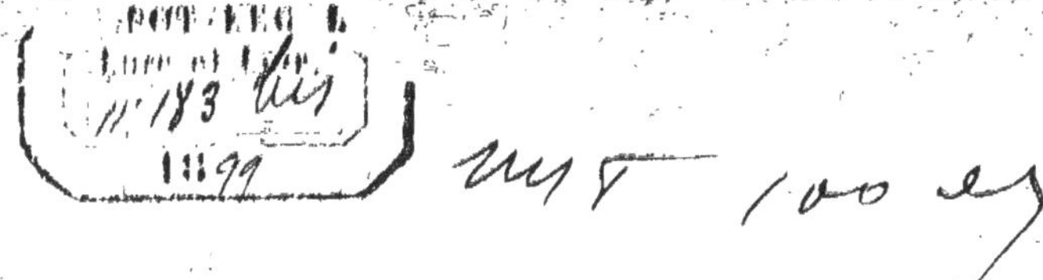

État mental

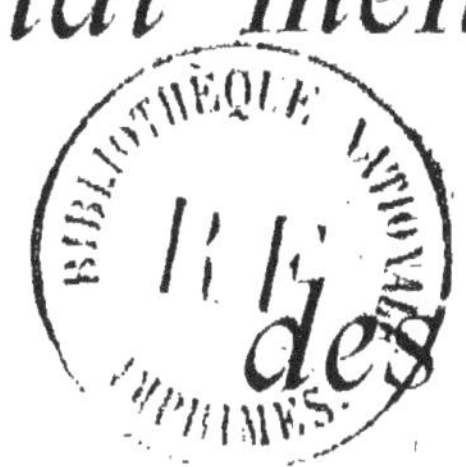

des Acromégaliques

PAR

Le Dr Laurent BRUNET

INTERNE DES ASILES DE LA SEINE

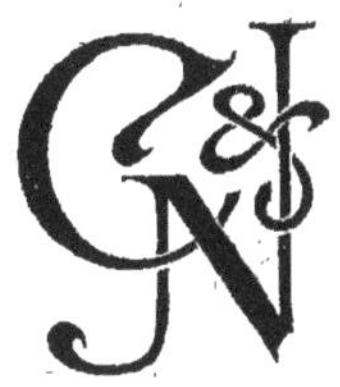

PARIS

GEORGES CARRÉ ET C. NAUD, ÉDITEURS

3, RUE RACINE, 3

1899

État mental des Acromégaliques

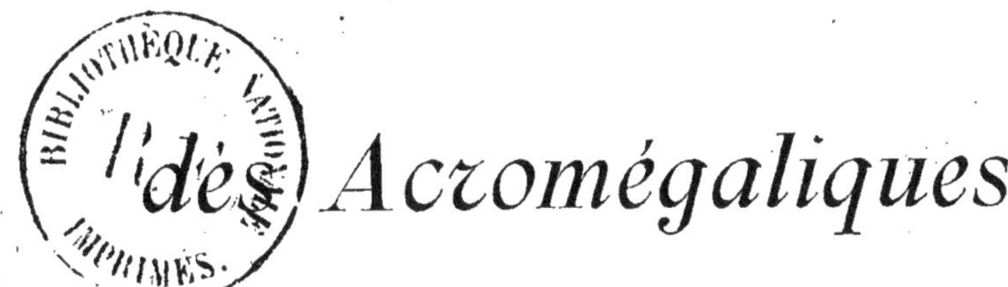

PAR

Le Dr Laurent BRUNET

INTERNE DES ASILES DE LA SEINE

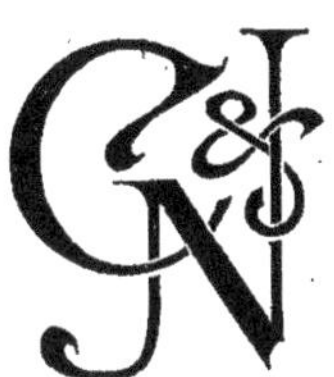

PARIS

GEORGES CARRÉ ET C. NAUD, ÉDITEURS

3, RUE RACINE, 3

1899

A LA MÉMOIRE DE MON PÈRE

A MA MERE

A MON MAITRE

MONSIEUR LE DOCTEUR MAGNAN

A MON PRÉSIDENT DE THÈSE

MONSIEUR LE PROFESSEUR DEBOVE

AVANT-PROPOS

Nous offrons ce modeste travail en hommage au Dr MAGNAN, ce maître de l'aliénation mentale, dont nous avons maintenant l'honneur d'être l'interne ; qu'il veuille bien l'accepter comme un faible témoignage de notre admiration et de notre reconnaissance. C'est lui qui nous a donné la première idée de cette étude, et c'est inspiré de ses recherches et de ses travaux que nous avons essayé d'aborder ce sujet peu exploré jusqu'alors.

M. le Dr MARANDON DE MONTYEL, médecin en chef à l'asile de Ville-Evrard, dans le service duquel nous avons fait notre première année d'internat, nous a initié à l'étude de la médecine mentale ; il a toujours été pour nous d'une bienveillance dont en diverses circonstances il nous a donné des preuves ; nous sommes heureux de lui en exprimer ici notre profonde gratitude.

Pendant une année nous avons eu l'honneur d'être l'interne de M. le Dr GARNIER, médecin en chef de l'infirmerie du Dépôt ; nous conserverons le meilleur souvenir des si utiles leçons cliniques qu'il nous a données au cours de ses visites d'une variété et d'un intérêt sans cesse renouvelé. A lui et à son distingué collaborateur, M. le Dr Legras, qui nous a également témoigné la plus grande bienveillance, nous tenons à présenter nos plus vifs et nos plus sincères remerciements.

M. le Dr Pierre Marie, professeur agrégé à la Faculté, médecin des hôpitaux, nous a reçu de la façon la plus gracieuse et la plus courtoise ; avec sa haute compétence il a bien voulu nous donner de très utiles conseils ; il nous a ouvert les trésors de sa riche collection bibliographique ; nous lui en exprimons toute notre reconnaissance.

Nous nous garderons d'oublier les maîtres, qui au début de nos études médicales, à l'école de Limoges, ont commencé à nous apprendre la clinique chirurgicale et l'anatomie ; les Drs Chénieux et Justin Lemaitre ; nous leur adressons tous nos remerciements.

Que M. le Pr Debove, qui nous fait l'honneur de présider cette thèse, veuille bien accepter l'hommage de notre respectueuse reconnaissance.

INTRODUCTION

C'est en 1885 que le Dr Pierre Marie décrivit pour la première fois, sous le nom d'acromégalie une maladie nouvelle, caractérisée principalement par « une hypertrophie singulière, non congénitale des extrémités supérieures, inférieures et céphalique ». Avant lui, cette maladie étrange avait déjà attiré l'attention de quelques observateurs, et de rares cas avaient été publiés, notamment par Saucerotte, Brigidi, Chalk, Verga, Henrot, Fritsche et Klebs ; mais on n'avait signalé ces cas qu'à titre de simple curiosité ; ces faits épars n'avaient pas été rapprochés entre eux ; on leur avait donné les noms les plus divers. A M. Pierre Marie revient tout l'honneur d'avoir dégagé de ces observations isolées et jusque-là sans liens entre elles, un type clinique nettement défini, à symptomatologie très particulière. Aussi lorsqu'en 1889, le Pr Verstræten de Gand proposa de désigner l'acromégalie sous le nom de maladie de Marie, l'approbation fut-elle unanime, et maintenant ces deux termes sont devenus synonymes.

Depuis cette première description, les observations

et les travaux sur cette maladie nouvelle se sont multipliés. En 1890 paraît la thèse de Souza-Leite, faite sous l'inspiration de M. Marie. Elle présente d'une façon complète les connaissances acquises sur cette maladie, et contient les 38 observations signalées à cette époque. En décembre 1891, M. Duchesneau, dans une thèse de Lyon, réunit 28 cas nouveaux, et esquisse une forme amyotrophique de l'acromégalie.

Après 1891, un grand nombre d'observations ont été publiés tant à l'étranger qu'en France. Aussi le nombre des cas actuellement publiés est-il relativement considérable, et s'élève-t-il à environ trois cents. De temps en temps, des revues générales mettent au point la question, incessamment étendue par l'apport de faits nouveaux, nous signalerons les revues de Guinon, de Collins, de P. Blocq, de Lévi, de Sternberg. On étudie plus particulièrement l'anatomie pathologique de l'acromégalie (Marie, Marinesco) ; on s'attache à mettre en lumière les symptômes secondaires de cette maladie ; les troubles oculaires font l'objet de nombreux travaux (Mével, Schultze, Beltz, Packard) ; on note également l'hypertrophie du cœur avec palpitations et l'artério-sclérose (Huchard, J. B. Fournier) ; on signale les rapports de l'acromégalie et du gigantisme (Brissaud et Meige).

On s'est moins occupé jusqu'ici des troubles intellectuels chez les acromégaliques : quelques lignes seulement leur sont consacrées dans les différents articles des dictionnaires et des traités de médecine. Cependant ces troubles intellectuels sont, nous le verrons, assez fréquents et on a signalé à diverses reprises des observations de psychoses. Dans ces derniers cas, il est vrai, on s'attachait plus à la description d'une maladie encore rare, qu'à l'étude des troubles intellectuels qui l'accompagnaient et des rapports qu'ils pouvaient avoir avec elle. Telles sont les observations de Pick, Tanzi, Tamburini, Garnier et Santenoise.

Mais nous signalerons particulièrement une très intéressante leçon de M. le Pr Joffroy, faite le 23 février 1895, à l'asile Sainte-Anne, publiée quelque temps après dans le (1) *Progrès Médical,* et où il présente le premier cas de démence observée chez une acromégalique. Dans cette leçon, le Pr Joffroy donne un aperçu général de cette maladie, étudie sa pathogénie, et compare les troubles intellectuels de l'acromégalie à ceux qu'on a signalés dans le myxœdème. C'est de cette idée que nous nous sommes inspiré en grande partie dans la rédaction de ce modeste travail.

Notre thèse sera divisée en deux parties : dans la première, nous chercherons quels sont les troubles intellectuels simples (modifications du caractère, de l'intelligence et de l'activité générale) rencontrés par les différents auteurs ; nous verrons ensuite dans quelle proportion ces troubles s'observent ; nous essayerons de dégager quels sont ceux qui appartiennent en propre à l'acromégalie, et ceux au contraire qui seraient dus à d'autres causes.

Dans une deuxième partie, nous aborderons l'étude

(1) *Progrès médical,* 1898.

de troubles intellectuels plus profonds ; nous reproduirons les quelques observations de psychoses signalées chez les acromégaliques ; et nous y ajouterons une observation personnelle d'acromégalique présentant un délire systématisé de persécution, que nous avons recueillie dans le service de notre maître, le Dr Magnan. Nous discuterons ensuite quels sont les rapports de l'acromégalie et des psychoses dont on a signalé la coexistence.

Enfin nous donnerons les conclusions qui nou p- s a raîtront résulter de l'étude que nous viendrons de faire.

I

TROUBLES INTELLECTUELS CHEZ LES ACROMÉGALIQUES

Ces troubles ont, avons-nous dit, été très peu étudiés ; l'historique que nous avons à en faire sera donc très court ; nous allons nous borner à transcrire les quelques lignes qui ont été écrites à ce sujet dans les diverses publications concernant l'acromégalie.

Souza-Leite dit (1) : « Les acromégaliques se plaignent parfois de faiblesse générale, de lassitude, d'inaptitude au travail, parfois d'une envie presque invincible de se coucher, même au commencement de l'affection. Leur humeur s'attriste, leur caractère s'aigrit, devient inquiet ; modifications d'ordre moral qui s'expliquent par l'affaiblissement progressif de la vue, de l'ouïe, pouvant atteindre la cécité et la surdité ; par la céphalée opiniâtre et par l'aspect grotesque qui provient des déformations acromégaliques. Il en résulte une tendance mélancolique, un découragement bien compréhensible, et même parfois une tendance au suicide, mais on n'a pas vu d'aliénation psychique proprement dite ».

---

(1) *Thèse*, Paris, 1890.

Plus tard, en 1894, P. Blocq (1) écrit sur le même sujet : « Le système nerveux est rarement indemne. Dans la sphère intellectuelle, un certain nombre d'observations récentes signalent, non seulement une tendance à la tristesse, mais de véritables accès de mélancolie allant rarement toutefois jusqu'à la stupeur, mais ayant parfois entraîné des impulsions au suicide. Il est noté généralement que ces malades sont découragés, même quand ils ne sont pas tourmentés par la céphalalgie. »

Souques (2), dans le Traité de médecine de Charcot-Bouchard, écrit également. On observe chez les acromégaliques « d'une part, faiblesse générale, inaptitude au travail, lassitude ; de l'autre modification du caractère, qui devient triste et irritable, avec intégrité de l'intelligence qui persiste jusqu'aux dernières périodes. »

Dans son article sur l'acromégalie, Rauzier (3) s'exprime ainsi : « L'intelligence est habituellement normale chez l'acromégalique ; dans des circonstances exceptionnelles, on a noté cependant de la dépression mentale et un état de mélancolie avec impulsions au suicide ; l'aliénation mentale a même été signalée. Le caractère des malades est d'habitude sombre et mélancolique, leur humeur inégale ; mais ces modifications du caractère peuvent être attribuées à l'impression pénible provoquée chez eux par la contemplation constante de l'infirmité

---

(1) *Gazette hebdomadaire*, 13 janvier 1894.
(2) Traité de médecine, t. VI.
(3) Rauzier et Grasset. Maladies du système nerveux, t. II.

dont ils sont porteurs et que l'intégrité de la sphère intellectuelle leur permet d'apprécier. »

Ainsi donc, modification du caractère qui devient sombre et inégal, changement de l'humeur qui devient triste, accès de mélancolie pouvant conduire au suicide, mais intégrité habituelle de l'intelligence, tels sont les principaux troubles psychiques signalés par les auteurs chez les acromégaliques.

Nous allons donner de ces troubles, quelques observations, spécialement résumées à ce point de vue, tirées des deux thèses de Souza-Leite et de Duchesneau, et aussi quelques autres cas postérieurs à ces deux travaux ; nous les ferons suivre des quelques réflexions qu'elles nous auront suggérées.

Sur les 38 observations de la thèse de Souza-Leite, dix fois des troubles intellectuels ont été signalés, nous donnons ces dix observations très résumées.

Observation I (Péchadre)

Femme de 42 ans, concierge, dont le père est mort cardiaque à 60 ans, la mère morte d'apoplexie cérébrale à 82 ans. Pas de maladies nerveuses chez ses oncles ni chez ses tantes.

Elle eut la variole à 4 ans, fut réglée à 17 ans ; la menstruation était régulière. Vers l'âge de 33 ans elle se maria, n'eut pas d'enfants ; puis un an après, sans cause bien déterminée (quelques émotions morales et des ennuis), les règles se supprimèrent tout d'un coup et définitivement.

Bientôt sentiment persistant de lassitude générale, d'accablement ; elle ne pouvait se livrer au moindre exercice, vaquer même à ses occupations habituelles sans être rapidement fatiguée et à bout de forces. Quelques moins après elle s'aperçut que sa physionomie changeait au point de devenir méconnaissable, en même temps que ses pieds et ses mains augmentaient de volume.

Sentiment de lassitude plus marqué par intervalles.

Elle n'a jamais été nerveuse ; cependant elle est devenue depuis quelque temps un peu irritable et inquiète. — Petit goitre du volume d'une petite mandarine siégeant sur la ligne médiane, les lobes latéraux thyroïdiens ont un volume normal.

Observation II (Freund)

Femme de 34 ans dont la maladie aurait débuté vers l'âge de 20 ans en même temps que les règles se supprimaient. Au commencement de sa maladie, une sensation presque permanente de pesanteur et d'épuisement l'envahit, se transformant quelquefois en douleurs lancinantes pénibles dans la nuque et les membres. De sorte que de vive et active qu'elle était autrefois, elle devint mal à l'aise et chagrine, et la déformation de son corps ne faisant que s'accentuer, elle tomba dans la tristesse et la misanthropie, fuyant la vue des autres personnes.

Les fonctions psychiques semblent intactes, cependant cette femme a, peu de temps auparavant, fait une tentative de suicide à cause des douleurs qu'elle ressent dans les jambes. — Pas d'antécédents héréditaires. — Aucune altération apparente de la glande thyroïde.

Observation III (Strümpell)

Il s'agit d'une femme qui présente tous les symptômes que l'on sait caractériser l'acromégalie. De plus, on constate une série de symptômes subjectifs, céphalalgie, douleur dans le cou, dans le dos, dépression morale et faiblesse prononcée ; troubles de la sensibilité cutanée, surtout de l'analgésie, diminution du goût et de l'odorat.

Observation IV (Adler)

Mme Anna H..., 34 ans, sans antécédents héréditaires ni personnels notables; réglée à 15 ans, suppression de la menstruation à 18 ans ; peu de temps après, apparition de l'acromégalie.

Pour ce qui regarde les phénomènes intellectuels, la malade donne différents signes d'affaiblissement d'esprit, Tandis qu'autrefois elle était vive et enjouée, d'un caractèr e animé et facilement irritable, elle est aujourd'hui d'un caractère apathique et obtus. Elle prend peu ou point d'intérêt à ce qui se passe autour d'elle, parle très rarement ; elle produit une impression de stupidité. Elle est contente, reconnaissante pour la moindre attention et ne se plaint jamais de son état. Son état moral rappelle celui de la cachexie pachydermique et de la cachexie strumiprive.

Les phénomènes subjectifs sont surtout une faiblesse générale, et les douleurs dans la station debout. Elle ne peut se tenir debout ni marcher sans être aidée. La station assise même produit des douleurs. Elle passe sa vie à demi-couchée sur un lit. Elle peut, mais très peu de temps, tricoter et faire du crochet. Elle passe plusieurs heures de la journée les yeux fixés devant elle et vides de pensée. — La glande thyroïde est peu développée.

Observation V (Erb)

Femme de 58 ans; pas d'antécédents héréditaires ; aucune affection analogue non plus chez ses enfants ou chez ses collatéraux. Début à l'âge de 48 ans au moment de la ménopause.

Dès le début de la maladie, faiblesse générale, somnolence, tendance à oublier, difficulté pour penser, céphalalgie de 4 à 8 heures du matin.

Le corps thyroïde semble manquer complètement.

Observation VI (Erb)

Mlle B. R., 25 ans, sans antécédents héréditaires ou personnels ; début de l'acromégalie à 23 ans ; les règles avaient complètement cessé depuis dix mois. Insomnie, mélancolie, irritabilité ; abattement ; sommeil mauvais ; douleur située profondément dans le crâne ; chaque pas lui fait mal à la tête. — Goitre surtout marqué à droite.

Observation VII (Brigidi)

Homme, syphilitique, sans antécédents héréditaires, dont la maladie débuta vers l'âge de 35 ans. Il essaya de se donner la mort en se jetant dans l'Arno ; mais aussitôt dans l'eau, il se mit à appeler au secours ; des bateliers purent le sauver, et d'après leur récit son corps flottait comme du liège. Porté à l'hôpital, il fut pris de délire et mourut dans le coma le lendemain ou le surlendemain.

Observation VIII (Henrot)

Homme de 36 ans, non syphilitique, début de l'acromégalie à 15 ans.

L'intelligence est lourde, il entend sans que l'on soit obligé d'élever notablement la voix, il répond avec assez de précision aux questions qu'on lui adresse, il se plaint constamment d'une céphalalgie profonde, sans irradiation périphérique. La vision est très incomplète ; dans certains cas il éprouve des difficultés à saisir les objets qu'on lui présente, surtout quand ils ont un petit volume.

En un mot, ce malade est étendu dans son lit comme une

masse inerte; il ne cause pas avec ses voisins et ne semble prêter qu'une attention très distraite à tout ce qui se passe autour de lui ; il faut le questionner, l'exciter pour obtenir une réponse.

Corps thyroïde très développé, il a quatre ou cinq fois son volume normal.

Observation IX (Verga)

Maria B..., père mort d'un cancer à l'estomac; sa mère mourut à 23 ans à la suite d'une maladie à marche rapide; ses frères moururent en bas âge, un seul est encore vivant, en bonne santé.

Réglée à 11 ans, la menstruation cesse à 25 ans; ce ne serait que dix ans plus tard, à 35 ans, qu'apparut l'hypertrophie de la face et des extrémités.

L'intelligence était un peu lente, mais assez lucide, l'humeur toujours égale, mais plutôt susceptible à la plus légère contrariété, la vue faible, l'ouïe obtuse.

Plus tard elle devint complètement aveugle et presque sourde. Enfin, après quelques alternatives de coma et de subdelirium, elle succomba âgée de 59 ans à une affection typhoïde dans laquelle apparurent de vastes plaies du décubitus et de graves accès épileptiformes.

Observation X (Chalk)

Femme jusqu'à l'âge de 18 ans santé parfaite; c'est alors que, voyant à l'improviste une araignée sur ses vêtements, elle éprouva une peur très vive, et ses règles, jusque-là régulières, se supprimèrent à l'instant et pour toujours. Bientôt alors elle commença à souffrir de maux de tête violents et intermittents. A l'âge de 20 ans, on commença à remarquer que son intelligence devenait paresseuse, qu'elle éprouvait des envies bizarres et qu'elle manquait de force d'attention ; elle présentait en outre de l'inactivité physique et un dérangement général des fonctions nutritives. A 30 ans, la langue commença à s'élargir, puis la mâchoire inférieure, enfin les extrémités supérieures et inférieures.

Depuis 5 ans, elle a eu de violentes attaques de douleur dans l'oreille droite avec otorrhée. Bientôt après, attaque d'épilepsie rapidement suivie d'amaurose et d'une cécité complète. Ces attaques se sont répétées plusieurs fois depuis.

Parmi les quatorze observations suffisamment détaillées de la thèse de Duchesneau, nous avons recueilli les quatre suivantes, plus particulièrement intéressantes au point de vue spécial auquel nous nous plaçons.

Observation XI (Grocco)

Charlotte Zanoletti, 35 ans, célibataire. Son père est mort à 77 ans d'apoplexie cérébrale : sa mère est morte à 47 ans de maladie pulmonaire mal définie. Les frères et sœurs sont bien portants, et une enquête minutieuse faite sur le reste de la famille ne fait rien découvrir d'important. La première menstruation eut lieu à 14 ans, et elle continua jusqu'à l'âge de 25 ans, mais irrégulièrement, et avec des suppressions, puis elle cessa définitivement.

Elle eut des soucis violents et fréquents. En fait de maladies antérieures à celle dont elle est atteinte actuellement, elle ne se souvient que d'une fièvre typhoïde qu'elle eut vers l'âge de 25 ans, et depuis lors, dit-elle, elle ne s'est plus bien portée. Les règles, je le répète, ont cessé et pour toujours ; elle devint progressivement plus faible et se fatiguait pour un rien ; son humeur perdit de sa gaîté primitive et elle devint de plus en plus triste ; le sommeil était interrompu et troublé par des rêves ; de temps à autre des battements de cœur, sensation de chaleur, sueurs et douleurs vagues aux extrémités, céphalée à répétition. En attendant, l'intelligence n'était plus prompte comme par le passé, et la mémoire allait en s'affaiblissant. Puis apparurent des douleurs aux membres inférieurs, les mains et les pieds s'hypertrofièrent; l'hypertrophie de la face se produisit ensuite et elle fut également accompagnée de douleurs.

Un examen attentif et prolongé montre que la malade a l'intelligence et l'affectivité moins engourdies qu'elles le paraissent tout d'abord et que le donnerait à croire la malade elle-même en faisant l'histoire de ses maux. Mais on découvre une certaine torpeur dans l'idéation, et au fond la malade est mélancolique et apathique. La parole est plutôt lente, un peu gutturale et à bouche pleine, mais exprime parfaitement l'idée. — Rien de particulier au corps thyroïde.

Elle resta trois mois environ à la Clinique, et on nota une amélioration ; elle devint plus éveillée, moins mélancolique et un peu moins gênée dans ses mouvements.

Observation XII (Pel)

Il s'agit d'une femme, J. L., servante, âgée de 25 ans. Jusqu'en mars 1889, la malade avait été très bien portante, un véritable type de bonne santé. Un soir de mars, en faisant des commissions pour ses maîtres, elle fit une chute dans un escalier par suite d'un faux pas dans l'obscurité, mais fut retenue par un homme qui passait par hasard. La jeune fille, pensant que cet homme voulait l'attaquer, se dégagea et s'enfuit en toute hâte à la maison. Une fois arrivée, elle s'affaissa par terre en pleurant.

A partir de ce moment, elle est tombée malade et l'est restée jusqu'à présent.

Dès le lendemain la malade se plaignit de douleurs dans la tête et dans les yeux; à cela s'ajoutèrent bientôt une sensibilité exagérée à la lumière et au vent, et une sécrétion lacrymale plus abondante.

Quelques semaines plus tard, elle fut prise de douleurs et de bourdonnements d'oreilles, de lancées douloureuses dans la muqueuse buccale et les gencives. A cela s'ajoutèrent plus tard des douleurs rhumatoïdes dans le dos, les épaules et les membres, ainsi que des paresthésies localisées surtout aux extrémités des doigts et des orteils.

Souvent les maux de tête étaient très violents, puis survenaient des vomissements qui amenaient une atténuation passagère La malade ayant reçu la nouvelle de la mort subite de son frère, tous ces symptômes s'aggravèrent. Quoiqu'il y eût de bons moments, ils devinrent de plus en plus rares et courts.

Petit à petit, la malade et sa famille s'aperçurent que son visage s'agrandissait et que sa forme changeait. On remarqua aussi un agrandissement des pieds et des mains. Sans qu'on s'informe de la chose d'une façon spéciale, la malade raconte qu'elle ne pouvait plus mettre ses gants et ses bas parce qu'ils étaient devenus trop petits.

L'état psychique arriva progressivement à une grande dépression. La force musculaire était peu considérable, de sorte que la malade dut souvent garder le lit. Outre cela, il y avait une soif vive et une sécrétion sudorale très abondante. L'appétit était médiocre, les selles paresseuses. Miction normale, toutefois ténesme de temps à autre. Pas de toux, pas de palpitations. — Thyroïde petite, mais non entièrement disparue.

Depuis mars 1889, pas de menstruation, tandis qu'auparavant elle avait toujours été réglée très régulièrement. La malade avait ses règles au moment du traumatisme psychique.

Un séjour à la campagne dans l'été de 1890 n'ayant pas amené d'amélioration, et les symptômes morbides, quoique variant dans leur intensité, ne permettant aucun travail, la malade vint demander des soins à la Clinique le 18 octobre 1890.

On ne trouve pas de tares héréditaires en fait de maladies nerveuses. Les parents, que je connais aussi, sont même des gens torpides, tranquilles. Les cinq frères sont bien portants, deux sœurs sont mortes. Une semblable maladie n'aurait jamais existé dans la famille. Elle-même n'avait jamais été nerveuse auparavant.

Etat actuel. — Taille plus qu'ordinaire, 1^{m},69. Poids actuel (décembre 1890), 62^{kgr},800 ; en août, 85 kilogrammes ; en septembre, 76^{kgr},500. Paraît un peu anémique, mais non souffrante, et se trouve dans un état de nutrition assez bon. Température toujours normale. Etat psychique très déprimé. Plaintes subjectives, douleurs à la tête, aux yeux, aux oreilles, aux membres. Abattement général, photophobie, larmoiement et sécrétion sudorale augmentée.

Observation XIII (Guinon).

Emma R..., couturière, 30 ans.

Antécédents héréditaires. — Mère atteinte de lithiase biliaire. Grand-père paternel mort fou.

Antécédents personnels. — Née à terme, a marché à 3 ans, a eu jusqu'à 7 ans des troubles digestifs continuels. De 7 à 16 ans, elle vécut à Grenoble, chez un oncle. Pendant ce temps elle resta bien portante, sauf qu'elle était sujette de temps en temps à des étouffements produits par une boule qui lui remontait à la gorge. Cela survenait surtout sous l'influence d'une émotion ou d'une contrariété.

Elle fut réglée à 15 ans, et continua à l'être assez irrégulièrement.

L'acromégalie a débuté à 28 ans ; la face s'allongea surtout dans sa moitié inférieure ; ses mains augmentèrent en même temps de volume, puis les extrémités inférieures s'hypertrophièrent.

Il existe un certain degré d'asymétrie faciale, mais non crânienne, à première vue. Il est d'ailleurs remarquable que cette asymétrie persiste dans tout le corps, toutes les parties gauches du corps, face, membres, étant moins volumineuses que celles du côté opposé.

La malade se plaint d'une grande impressionnabilité au froid. Elle éprouve quelquefois des douleurs dans les membres ; quand elle est fatiguée, et elle se fatigue facilement, elle récent de légers élancements dans les jambes et dans les pieds. Jamais de douleurs la nuit.

Elle se plaint beaucoup d'une céphalée continuelle, diurne et nocturne, consistant non pas en des élancements ou des douleurs aiguës, mais en une lourdeur et une sorte d'engourdissement.

Il n'existe nulle part d'anesthésie cutanée, sauf quelques plaques dysesthésiques aux deux poignets. Il n'existe en outre aucun trouble du côté de la peau.

L'ouïe, l'odorat et le goût sont conservés.

A tous ces symptômes viennent s'en ajouter quelques-uns qui montrent que la malade n'est pas seulement une acromégalique, mais encore une hystérique.

On a vu plus haut la présence des plaques dysesthésiques au niveau des poignets. Il existe en outre une ovarie droite et un point douloureux xyphoïdien parfaitement caractéristiques.

Enfin, la malade a de petites attaques de nerfs de nature nettement hystérique ; elle n'a point d'autres stigmates.

Son caractère est sombre, triste, presque hypocondriaque.

Observation XIV (Surmont)

Alphonsine Prev, 18 ans et demi.

Antécédents héréditaires. — Affections nerveuses fréquentes dans la famille. Dans la ligne paternelle, hérédité chargée ; apoplexie (grand-père et tante) ; délire des persécutions (oncle).

La mère est strabique, et, sur ses neuf enfants, on trouve la méningite, une fois, des malformations diverses (strabisme, imperforation de l'œsophage), deux fois et l'acromégalie, une fois.

Antécédents personnels.— Fluxion de poitrine à un an, puis rougeole. Jusqu'à l'âge de 14 ans, elle resta petite. Elle a eu ses règles une seule fois à cette époque et elle nous raconte qu'à ce propos elle fut fort grondée par sa mère pour avoir couru nu-pieds sur des dalles de pierre. L'écoulement menstruel fut supprimé dès ce moment, il n'a pas reparu depuis. C'est à cette époque que la malade commença à grandir d'une manière démesurée. Elle ressentit des douleurs vagues dans les membres. Depuis 18 mois, elle souffre d'une céphalalgie violente, opiniâtre, avec état nauséeux, améliorée parfois par le sommeil. Depuis huit mois, l'acuité visuelle baisse, elle a actuellement peine à se conduire. Du côté des yeux névrite optique avec stase telle qu'on l'observe dans les inflammations du nerf d'origine intra-crânienne. — Cou gros, court, sans saillie du cartilage thyroïde ni de la glande. La courbure cyphotique s'est exagérée.

La malade devint mélancolique et chagrine.

Observation XV (Brissaud) (1)

Femme de 34 ans, venue à l'hôpital pour une affection caractérisée par les symptômes suivants :

Palpitations de cœur, angoisses, oppression, état vertigineux, insécurité générale ; insomnie, ou sommeil agité avec cauchemars, aménorrhée, leucorrhée, transpiration abondante des extrémités, refroidissement périphérique, sensation d'onglée, asthénie physique, découragement, crises de mélancolie. Cette malade a le facies acromégalique le plus typique qu'on puisse imaginer : face allongée, ovale, concave en avant, avec un prognathisme très marqué, lèvres grosses et épaisses, nez camard et volumineux, arcades orbitaires saillantes, front bas et fuyant, pigmentation épidermique de tout le visage.

Les phénomènes dont se plaint cette malade sont survenus très progressivement, presque insensiblement, depuis une dizaine d'années environ. Sans antécédents morbides notables, elle a d'a-

(1) *Revue neurologique*, 1893.

bord été sujette à une céphalée obsédante, analogue à celle de la neurasthénie, avec dépression, faiblesse inexplicable, dyspepsie, langueur. Par moments amblyopie et même diplopie. On ne sent pas le corps thyroïde et le larynx est volumineux. Comme dans la plupart des cas étudiés par Marie, les symptômes de dépression sont intermittents. Les crises durent de trois à quatre semaines.

Observation XVI (Dercum) (1)

J. T. M..., 56 ans, marié, coutelier.

Antécédents héréditaires. — Père mort à 67 ans d'une maladie de cœur ; sa mère est morte à 70 ans d'on ne sait quelle maladie. Il a en tout cinq frères et deux sœurs. De ceux-là deux sont morts dans l'enfance, un troisième est de santé délicate. Les autres, y compris les deux sœurs, paraissent bien portants. Lui-même a un fils de 22 ans et une fille de 30 ans, qui, jusqu'à présent, n'offrent rien d'anormal. Il est très affirmatif lorsqu'il dit qu'aucun de ses parents n'a été comme lui, et qu'ils étaient tous de dimensions moyennes.

Antécédents personnels. — Enfant, il eut la rougeole, la scarlatine et la coqueluche, mais, depuis ce temps, il n'eut pas d'autres maladies. Cependant, il prenait froid facilement et il eut de temps en temps des douleurs rhumatismales. Dans ces dernières années, il souffrit à plusieurs reprises de dépression mélancolique. Il fait remonter l'origine de ces troubles à sa huitième année ; à cette époque, il fut sévèrement réprimandé pour une faute dont il était entièrement innocent. Il paraît avoir ressenti très vivement cette injuste punition, en dépit de toutes les tentatives de réparation faites par ses parents, et cela laissa en lui une trace indélébile. Pour employer ses propres expressions, il tomba dans les idées noires et la misanthropie, et, quand il vieillit, le chagrin et la tristesse ne firent que s'augmenter. De 12 à 15 ans.

---

(1) *The American journal of medical sciences*, 1893.

sa dépression s'accrut au point de ressembler à de la mélancolie. Il était si triste et si découragé qu'il ne pouvait plus dormir, et il restait éveillé la nuit, s'accusant de choses qu'il n'avait jamais faites. Cet état mental persista quoiqu'à un moindre degré, à travers la jeunesse et l'âge adulte jusqu'à 50 ans. Depuis cet âge, il se sent tout à fait à l'aise et même heureux.

L'acromégalie débuta vers l'âge de 36 ans, et le malade présente les déformations typiques de cette maladie.

Observation XVII (Lynn Thomas) (1)

B. K..., âgée de dix-huit ans ; jusqu'à l'âge de quatorze ans, c'était une jeune fille robuste, à l'intelligence vive et ouverte. Quatre ans environ avant qu'elle vînt se faire soigner, elle eut de violentes douleurs dans les deux tempes, perdit tout empire sur elle-même, elle sifflait et chantait à tout propos ; ses parents remarquèrent ensuite de l'hébétude, de l'affaiblissement de la mémoire, puis de l'incontinence urinaire et fécale. Elle se plaignait, à diverses reprises, de douleurs de tête temporales et occipitales, de lassitude et de dégoût de la vie. Sa vue commença à baisser vers l'âge de seize ans, et les dimensions de ses mains attirèrent en même temps l'attention de sa mère. Elle n'a jamais été réglée.

La glande thyroïde est augmentée de volume.

Nous aurions pu citer beaucoup d'autres exemples de troubles intellectuels chez les acromégaliques ; mais dans tous nous aurions relevé à peu près les mêmes symptômes.

Tout d'abord, quelle serait la fréquence de ces troubles intellectuels ? Dans quelle proportion les relèverait-on ? Sur les 38 cas de la thèse de Souza-Leite que nous

(1) *British medical Journal*, 1895.

avons dépouillés à ce point de vue, nous les avons observés 10 fois ; dans les 14 cas de la thèse de Duchesneau, nous les avons trouvés 4 fois ; soit sur les 52 cas réunis de ces deux thèses, 14 fois les troubles intellectuels se sont rencontrés, c'est-à-dire dans le quart des cas environ. Ces troubles sont donc assez fréquents, et ils doivent même l'être encore plus que notre petite statistique ne nous le fait signaler. En effet, dans un nombre assez considérable d'observations, on a négligé d'examiner les malades à ce point de vue ; on s'est surtout attaché à faire ressortir les symptômes essentiels, fondamentaux de l'acromégalie, l'hypertrophie de la face et des extrémités, la cyphore cervico-dorsale, les troubles oculaires, et on a laissé dans l'ombre les troubles psychiques sur lesquels beaucoup d'observations sont entièrement muettes. Nous aurions voulu faire une statistique plus étendue, voir un plus grand nombre d'observations mais, étant donné le nombre relativement considérable de cas publiés dans ces dernières années, il nous a été impossible de les voir toutes ; nous avons préféré nous en tenir aux observations réunies dans les deux thèses précédemment citées, ces cas n'ayant pas été choisis par nous ; et par suite on ne peut nous accuser de les avoir citées pour les besoins de la cause.

Il nous paraît curieux de noter que sur les 17 observations précédentes, 14 fois ce sont des femmes qui ont présenté des troubles intellectuels. On sait que l'acromégalie est un peu plus fréquente chez la femme que chez l'homme, mais pas dans une proportion aussi considérable ; en réunissant les deux statistiques de Souza-

Leite et de Duchesneau, on compte 21 hommes sur 31 femmes, la différence est, on le voit assez faible, et n'est pas comparable à celle que nous venons de signaler à propos des troubles intellectuels observés chez les acromégaliques des deux sexes; la proportion serait alors, sur 100 acromégaliques présentant des troubles psychiques, 80 femmes pour 20 hommes.

Il semble qu'il y ait ici plus qu'une simple coïncidence, étant donnée la manière dont les observations précédentes ont été recueillies, et il est intéressant de rapprocher ce fait d'un fait analogue observé dans l'étiologie du myxœdème; dans cette dernière maladie, où, comme on le sait, les troubles intellectuels sont constants, on a relevé également une fréquence beaucoup plus grande dans le sexe féminin. Sur 109 cas on en compte 94 chez la femme. Ce rapprochement nous paraît d'autant plus légitime qu'on a comparé l'acromégalie au myxœdème, la première de ces maladies étant liée aux troubles fonctionnels du corps pituitaire, la seconde étant due à l'atrophie du corps thyroïde, ces deux glandes présentant entre elles de nombreuses analogies physiologiques sur lesquelles nous ne pouvons nous étendre ici. Qu'il nous suffise de rappeler que cette théorie émise par le Pr P. Marie est actuellement très en faveur, et que les constatations anatomo-pathologiques comme les expériences physiologiques tendent tous les jours à la fortifier.

Si maintenant nous jetons un coup d'œil sur les observations précédentes, nous voyons que dans toutes nous relevons à peu près les mêmes symptômes, sauf quelques légères variantes, ce qui donne dans l'ensemble un aspect particulier à leur état mental.

Pour rendre cet aspect plus visible et plus frappant, nous allons donner, sous forme de tableau, les différents symptômes psychiques indiqués dans les observations citées plus haut, et classés d'après l'ordre même de ces observations.

Sentiment persistant de lassitude générale, accablement. Caractère irritable et inquiet.

Malaise général, humeur chagrine, tristesse, misanthropie, tentative de suicide.

Dépression morale et faiblesse prononcée.

Affaiblissement de l'esprit. Indifférente, apathique, obtuse. Air stupide. Inertie complète.

Faiblesse générale, somnolence, tendance à oublier, difficulté pour penser.

Insomnie, mélancolie ; irritabilité, abattement, sommeil mauvais.

Tentative de suicide, délire et mort dans le coma.

Intelligence lourde, il faut le questionner, l'exciter pour obtenir une réponse.

Intelligence lente. Humeur susceptible à la plus légère contrariété.

Intelligence paresseuse ; envies bizarres, diminution de la force d'attention ; inactivité physique.

Intelligence moins prompte ; affaiblissement de la mémoire ; torpeur dans l'idéation. Mélancolie. Apathie.

Grande dépression psychique ; abattement général ; impossibilité de se livrer à aucun travail.

Caractère sombre, triste, presque hypocondriaque.

Mélancolique et chagrine.

Insécurité générale, insomnie, ou sommeil agité avec cauchemars, asthénie physique, découragement, crises intermittentes de dépression mélancolique qui durent quatre ou cinq semaines.

Accès fréquents de dépression mélancolique.

Hébétude, affaiblissement de la mémoire, lassitude, dégoût de la vie.

En somme, d'après ce tableau, ce qu'on observerait le plus ordinairement comme troubles intellectuels chez les acromégaliques, ce serait d'une part l'affaiblissement de l'intelligence et de la mémoire, allant d'une simple obnubilation jusqu'à une torpeur et une hébétude complètes, un caractère irritable et inquiet, de l'insomnie ou un sommeil agité avec cauchemars; d'autre part, une modification de l'humeur pouvant conduire d'une tristesse assez légère à la misanthropie, à l'hypocondrie, à de véritables accès de dépression mélancolique, et plus rarement à des tentatives de suicide.

Ces deux sortes de troubles intellectuels sont souvent associés, parfois ils sont isolés, et dans l'étude un peu plus détaillée que nous nous proposons d'en faire, il nous paraît légitime de les séparer, l'interprétation ne nous semblant pas devoir être la même dans ces deux ordres de faits. Les premiers, en effet, seraient liés plus particulièrement à l'apparition de l'acromégalie, tandis que les seconds auraient une toute autre origine. C'est ce que nous allons essayer de montrer.

I. Les troubles psychiques de cette première catégorie sont, avons-nous dit, la diminution de l'intelligence et de la mémoire, le changement du caractère qui devient irritable et inquiet ; on peut y ajouter l'insomnie ou un sommeil agité avec cauchemars fréquents, un sentiment de lassitude générale, d'accablement, une sensation de pesanteur et d'épuisement. Ces désordres nous paraissent relever de l'acromégalie et voici pourquoi :

D'abord, ils sont signalés à peu près dans toutes les observations que nous avons citées plus haut, coexistant ou non avec un état mélancolique ; et de plus, et surtout, ils font leur apparition en même temps que débute l'acromégalie ; il est facile de le constater d'après quelques-unes des observations précédentes. Dans celle de Péchadre (Obs. I), lassitude générale, accablement, caractère devenant irritable et inquiet, tels sont les phénomènes psychiques notés lorsqu'apparaît la maladie de Marie ; dans celle de Erb (Obs. V), en même temps que se produit l'accroissement des pieds et des mains et l'hypertrophie de la face, on remarque de la somnolence, de l'affaiblissement de la mémoire et une torpeur cérébrale telle que la malade éprouve la plus grande difficulté à penser. Également, dans l'observation XI, de Grocco, la disparition de la vivacité de l'intelligence, la diminution de la mémoire précédèrent de quelques mois l'apparition des signes classiques de l'acromégalie. Lynn Thomas raconte également l'histoire d'une malade chez laquelle l'acromégalie débuta vers l'âge de 16 ans, et fut de même annoncée par de l'hébétude et de l'affaiblissement de la mémoire. La femme qui fait le sujet de l'observation VI, de Erb, eut également de l'insomnie, de l'irritabilité, de l'abattement lorsque commença à se développer sa maladie.

Ainsi donc, tous ces faits tendraient bien à prouver que ces troubles intellectuels se rattachent au développement de l'acromégalie. Or, s'il en est ainsi, comment se fait-il que ces troubles ne soient pas constants et qu'on ne les observe pas dans tous, ou à peu près dans tous les cas, car, d'après ce que nous avons vu plus haut, on ne les signalerait guère que dans une proportion de 25 pour 100. Peut-être l'explication est-elle la suivante :

Lorsqu'on examine ces troubles intellectuels décrits plus haut : affaiblissement de la mémoire, torpeur cérébrale, etc., on est frappé de l'analogie qu'ils présentent avec les troubles similaires observés dans la cachexie pachydermique. Dans cette dernière maladie, on constate en effet des phénomènes absolument identiques. Voici ce que dit, à propos de l'état mental des myxœdémateux, le Dr Souques, dans le Traité de médecine de Charcot-Bouchard.

« Les myxœdémateux ont l'idéation engourdie et la mémoire obnubilée ; ils sont apathiques, paresseux, avec les réponses lentes et l'air hébété. Par contre, ils sont grincheux et irritables, et tandis qu'ils somnolent pendant le jour, ils sont souvent en proie la nuit, aux cauchemars et à l'insomnie. Cette torpeur mentale engendre une torpeur physique très marquée. Ces malades ont le mouvement en horreur : ils restent immobiles, taciturnes, parfois la tête penchée sur le tronc à la façon des crétins. S'ils se déplacent, c'est difficilement et lentement ; ils sont mal habiles de leurs mains et incapables de travaux délicats ».

Or, dans les observations d'acromégaliques citées précédemment, nous avons signalé des modifications psychiques tout à fait semblables. L'observation IV de Adler nous en donne un exemple encore plus net : la malade, peu de temps après le début de l'acromégalie, offre des signes d'affaiblissement intellectuel, elle est apathique et obtuse, ne prend aucun intérêt à ce qui se passe autour d'elle, donne une impression de stupidité ; l'auteur lui-même compare son état mental à celui de la cachexie pachydermique.

Ce sont donc, on le voit, des symptômes très analogues, et on peut se demander si ces faits semblables ne relèveraient pas, dans les deux cas, de la même cause. On sait que les troubles intellectuels de la cachexie pachydermique sont dus à la lésion du corps thyroïde, cette glande étant généralement atrophiée ; les troubles intellectuels analogues à ceux du myxœdème, trouvés chez les acromégaliques, auraient-ils la même origine, dépendraient-ils eux aussi d'une lésion du corps thyroïde ? Nous n'oserions l'affirmer, mais nous serions néanmoins très portés à considérer cette hypothèse comme exacte, et voici pourquoi.

L'atrophie du corps thyroïde est assez souvent notée dans les observations d'acromégaliques, sans qu'on en ait indiqué exactement la fréquence ; d'autre part ces troubles intellectuels analogues à ceux qu'on observe dans les cas de lésions du corps thyroïde, se rencontrent assez souvent dans la maladie de Marie ; ces deux points étant acquis, il ne me semble pas irrationnel de conclure que dans les cas d'acromégalie avec troubles intellectuels analogues au myxœdème, on peut admettre que ces cas coïncident avec ceux où l'on a trouvé une atrophie ou une lésion de la glande thyroïde.

A l'appui encore de cette hypothèse, nous rappellerons le curieux fait signalé plus haut que, sur 17 observations de troubles intellectuels chez les acromégaliques, 14 fois c'étaient des femmes qui se trouvaient atteintes, absolument comme dans le myxœdème, où, sur 109 cas, 94 étaient relatifs au sexe féminin.

Enfin, dans le nombre restreint d'observations que nous avons citées, nous avons noté, toutes les fois que nous l'avons trouvé indiqué, l'état dans lequel était le corps thyroïde, et dans aucun des cas où il y avait des troubles intellectuels analogues à ceux que nous étudions en ce moment, la glande thyroïde ne s'est présentée normale.

Dans l'observation de Adler, où nous trouvons les troubles intellectuels typiques du myxœdème coexistant avec l'acromégalie, la glande thyroïde est peu développée. Dans celle de Erb, faiblesse générale, somnolence, tendance à oublier, difficulté pour penser se rencontrent chez une femme acromégalique dont le corps thyroïde manquer complètement. La seconde observation de Erb nous présente une femme acromégalique, atteinte d'insomnie, d'abattement d'irritabilité et porteuse d'un goitre surtout marqué à droite. Henrot note chez son malade, à l'intelligence lourde, apathique, un corps thyroïde ayant 4 ou 5 fois son volume normal.

Dans l'observation XVII (Lynn Thomas), il s'agit d'une jeune fille, qui, jusqu'à l'âge de 14 ans, avait l'intelligence vive et ouverte ; puis apparut de l'hébétude, de l'affaiblissement de la mémoire, de l'incontinence urinaire et fécale, en même temps que le corps thyroïde augmentait de volume et que les mains, les pieds et la face s'hypertrophiaient. Cette observation nous paraît intéressante à rapprocher d'un article du Pr Joffroy (1) sur les troubles nerveux consécutifs aux lésions du corps thyroïde ; nous citons le passage qui nous intéresse plus particulièrement.

« Il s'agit d'une malade âgée de 23 ans. Sa taille est petite et ne dépasse pas 1m,40, ses membres sont grêles comme ceux d'un enfant. La tête est très asymétrique. La colonne vertébrale offre une double déviation : 1° déviation dans le sens antéro-postérieur avec convexité marquée de la région dorsale en arrière, concavité correspondante de la région lombaire ; 2° déviation dans le sens latéral, scoliose offrant dans la région dorsale, sa concavité à gauche, et dans la région lombaire, sa concavité à droite. L'intelligence est affaiblie ; la malade répond aux questions, peut sortir seule dans la rue, mais, dans ses études d'arithmétique, elle a dû toujours s'arrêter dans les soustractions même très simples. La mémoire est faible, le caractère irascible. La marche se fait difficilement, par soubresauts, les jambes écartées ; la parole est bredouillante, la sensibilité offre des troubles mal caractérisés, variables, avec anesthésie partielle et temporaire occupant surtout la jambe droite.

---

(1) *Gazette des hôpitaux*, 14 mai 1891.

« Toute cette série de troubles, d'origine cérébrale et médullaire, semblent bien dus à un goitre aujourd'hui parfaitement visible, qui commença à se développer en même temps qu'apparut la menstruation, à l'âge de 12 ans. Jusque-là, rien dans la santé de la petite fille n'avait attiré l'attention. Elle n'a pas d'autres antécédents héréditaires qu'une sœur nerveuse, et tous les symptômes dont elle souffre aujourd'hui sont graduellement apparus à mesure que le goitre grossissait ».

Que conclure de ces deux observations ? Dans les deux cas, celui du Pr Joffroy et celui de Lynn Thomas, nous voyons des troubles intellectuels très analogues (affaiblissement de l'intelligence et de la mémoire, hébétude) succéder à l'apparition d'un goitre ; les deux faits semblent bien nets et prouvent que les désordres psychiques ont été la conséquence de la lésion du corps thyroïde. Si dans l'observation de Lynn Thomas, l'acromégalie est venue se surajouter au goitre, cette constatation ne fait qu'apporter une preuve de plus en faveur de l'hypothèse de P. Marie sur les rapports qui unissent l'acromégalie aux lésions du corps pituitaire, et les fonctions du corps pituitaire à celles de la glande thyroïde. Nous ne voulons pas nous étendre davantage sur ce point de pathogénie, et nous dirons, pour résumer notre pensée, que ces troubles intellectuels inconstants qui s'observent parfois dans l'acromégalie, ne paraissent pas relever directement de cette dernière maladie, mais plus vraisemblablement d'altérations du corps thyroïde qui accompagnent assez fréquemment les autres symptômes cardinaux de la maladie de Marie.

Quoi qu'il en soit de cette explication, nous rappelons brièvement, en terminant ce premier paragraphe, les différents troubles psychiques que nous avons cru pouvoir rattacher à l'apparition de l'acromégalie ; c'est tout d'abord, avons-nous dit, l'affaiblissement intellectuel, lequel varie d'intensité ; la mémoire diminue d'une façon souvent très marquée ; l'esprit devient lourd et apathique ; il peut être dans un état de torpeur et d'engourdissement dans lequel les fonctions cérébrales sont considérablement ralenties, ou même arriver à un degré d'hébétude et de stupidité presque complètes. La démence a encore été signalée, comme nous le verrons dans le prochain chapitre, à propos d'une observation du Pr Joffroy.

Qu'on ajoute à cet état d'obnubilation intellectuelle, des modifications du caractère qui devient inquiet et irritable, un sentiment d'accablement et de lassitude générale, de l'insomnie ou un sommeil troublé de cauchemars, et on aura un tableau à peu près complet des troubles intellectuels primordiaux de l'acromégalie.

II. En effet, les autres troubles psychiques, ceux que nous avons séparés des précédents, bien qu'ils soient souvent signalés, nous paraissent distincts comme origine. Ces troubles seraient, nous le rappelons, une tristesse profonde, de la misanthropie, de l'hypocondrie, des accès de dépression mélancolique, et enfin des tentatives de suicide. Or, ces désordres nous semblent provenir d'un état mental défectueux préexistant au développement de l'acromégalie ; d'une part, ils ne sont pas liés à l'apparition de cette dernière maladie ; ils surviennent soit longtemps avant son début, soit bien après son développement ; ils sont intermittents, apparaissant et disparaissant à plusieurs reprises. D'autre part, on relève chez les malades présentant ces troubles des antécédents héréditaires ou personnels ; chez la plupart d'entre eux, on trouve des signes de dégénérescence mentale.

A ces deux points de vue, notre observation XVI de Dercum nous paraît très probante. Nous la rappelons, brièvement résumée. Il s'agit d'un homme de 56 ans, qui a toujours été très impressionnable ; dans son enfance, à la suite d'une injuste punition de ses parents, il devint mélancolique, si triste et si découragé qu'il ne pouvait plus dormir ; il avait des idées de culpabilité, et la nuit restait éveillé, s'accusant de choses qu'il n'avait jamais faites. Plus tard, il eut également d'autres accès de dépression mélancolique, et il faisait toujours remonter l'origine de ses chagrins et de son état de découragement à la punition imméritée dont il avait souffert, alors qu'il était tout jeune. L'acromégalie débuta chez lui à l'âge de 36 ans, et ne put jouer évidemment aucun rôle dans l'apparition des troubles intellectuels signalés plus haut. Nous trouvons ici, d'une manière frappante, les signes cliniques que le Dr Magnan (1) a si magistralement décrits dans ses études sur les dégénérés. L'homme qui fait le sujet de l'observation de Dercum est bien « un déséquilibré de la sensibilité » ; dès sa jeunesse il montre son état instable ; pour une sévère réprimande de sa

(1) Magnan et Legrain. Les dégénérés.

famille, il tombe dans une profonde tristesse qui persiste pendant plusieurs années, malgré tous les efforts de ses parents pour réparer une injustice involontaire. C'est bien la disproportion considérable entre la cause et l'effet produit que présentent les dégénérés dans leurs différents modes d'activité intellectuelle et morale.

Dans le cas de Pel (Obs. XII) nous relevons des symptômes analogues. Une jeune fille, à la suite d'une frayeur assez légère (crainte d'être attaquée par un homme), tomba dans un profond état de dépression psychique, avec abattement et découragement très marqués; elle ne pouvait plus se livrer à aucun travail. L'acromégalie ne se développa chez elle que quelques années plus tard. Pas plus dans cette observation que dans la précédente elle ne peut donc être la cause de tous ces troubles intellectuels.

Dans d'autres observations où la mélancolie apparut après le développement de l'acromégalie, on note des antécédents héréditaires très lourds qui expliquent la genèse de ces désordres psychiques. Surmont (Obs. XIV) présente une jeune fille chez laquelle l'acromégalie commença à se développer vers l'âge de 14 ans, et qui devint mélancolique et chagrine un peu plus tard. Ici nous avons une hérédité très chargée, et des stigmates de dégénérescence physique chez les ascendants : le grand-père et une tante paternels sont morts d'apoplexie, un oncle paternel a été atteint de délire des persécutions La mère est strabique et a eu deux enfants présentant l'un également du strabisme, l'autre une imperforation congénitale de l'œsophage.

Dans le cas de Guinon (Obs. XIII), c'est une femme acromégalique et hystérique dont le grand-père paternel est mort fou. Elle-même est sombre, triste, presque hypocondriaque.

Dans l'observation de Brissaud (Obs. XV) la malade avait des accès intermittents de dépression mélancolique qui duraient trois à quatre semaines.

Enfin dans les deux cas de Freund et de Brigidi (Obs. II et VII) il y eut tentative de suicide, et la malade de Brigidi mourut dans le délire et le coma.

Tous ces faits nous paraissent relever de la dégénérescence mentale. Par leurs antécédents héréditaires et personnels, par le peu d'importance des causes qui ont déterminé l'apparition de leurs troubles intellectuels, ces malades montrent un état de déséquilibration évident. Que les déformations grotesques produites par l'acromégalie, la céphalalgie souvent très pénible dont ils souffrent, les altérations de la vue ne jouent pas dans certains cas le rôle de causes occasionnelles, cela se peut. Mais on ne saurait admettre l'opinion de Souza-Leite et de Rauzier qui pensent que l'impression désagréable provoquée chez les acromégaliques par la contemplation constante de leur infirmité suffit à elle seule à expliquer la dépression mélancolique et les tentatives de suicide qu'on observe parfois chez eux. Il n'y a qu'à rappeler que ces troubles psychiques ne sont pas constants pour montrer aussitôt l'insuffisance de cette explication. Si ces désordres mentaux apparaissent seulement chez quelques-uns, c'est qu'il y a, en outre de leur acromégalie, un terrain tout préparé sur lequel se développera aisément, et sous l'influence de causes minimes, toute une floraison de troubles psychiques variés. C'est ce que nous nous proposons de montrer plus complètement, quand nous aurons signalé les diverses psychoses observées dans la maladie de Marie, ce qui fera l'objet du chapitre suivant.

Mais avant de terminer cette première partie, nous voudrions résumer rapidement les divers troubles intellectuels que nous venons de passer en revue, et préciser un peu la conception qu'on pourrait, nous semble-t-il, s'en faire. Cette conception serait très analogue à celle que notre maître, le Dr Magnan, a formulée, dans un sujet très différent, à propos des délires survenant à l'occasion des lésions circonscrites du cerveau (1).

« Des délires systématisés peuvent surgir à l'occasion des lésions circonscrites du cerveau. Je dis à l'occasion, car ce serait une erreur de croire que le délire en dépend. On sait combien de malades à lésions encéphaliques circonscrites encombrent nos salles d'hôpitaux, et cependant, on n'en remarque qu'un petit nombre qui délire. Tout se réduit chez la plupart à l'affaiblissement de la mémoire, à la dissociation des idées; si le délire se surajoute à cette déchéance de la fonction, actif quand la lésion est faible ou débute, effacé quand cette lésion est étendue ou progresse, on peut dire que le sujet atteint est un prédisposé. »

Eh bien, symétriquement en quelque sorte à cette con-

---

(1) Magnan. Leçons cliniques sur les maladies mentales.

ception, il nous semble qu'on pourrait interpréter de la façon suivante les troubles intellectuels des acromégaliques. Ces troubles seraient inconstants, s'observeraient dans un quart des cas environ, et paraîtraient liés, lorsqu'ils existent, à des altérations du corps thyroïde. Ils consisteraient en affaiblissement intellectuel, diminution de la mémoire, torpeur cérébrale, parfois caractère grincheux et irritable, phénomènes analogues à ceux signalés dans le myxœdème. Indépendamment de ces troubles ou coexistant avec eux, on pourrait encore observer de la tristesse, de l'hypocondrie, des accès de mélancolie, des tentatives de suicide, et alors ce ne serait plus l'acromégalie, mais bien une prédisposition nerveuse qu'on devrait incriminer, et nous verrons cette prédisposition jouer un rôle encore plus marqué dans l'étude, que nous allons faire maintenant, des psychoses observées chez les acromégaliques.

II

PSYCHOSES CHEZ LES ACROMÉGALIQUES

Les observations d'aliénation mentale signalées chez les acromégaliques ne sont pas très fréquentes; en recherchant les différents cas publiés dans la littérature, nous en avons trouvé cinq seulement, si nous ajoutons le fait qui nous est personnel, nous trouvons que six fois on a rencontré des désordres intellectuels graves dans la maladie de Marie. Si nous comparons ce chiffre peu élevé avec le nombre encore restreint de cas d'acromégalie connus jusqu'à ce jour (trois cents environ), nous voyons néanmoins que la proportion est encore assez considérable, un pour soixante. Krafft-Ebing, dans son Traité de psychiatrie, dit qu'on trouve environ un aliéné par 500 personnes. Si cette statistique est exacte, nous voyons que l'aliénation mentale est beaucoup plus fréquente chez les acromégaliques que chez les gens normaux, près de 8 fois plus, ce qui déjà laisse supposer une certaine prédisposition nerveuse.

Nous allons donner à peu près en entier ces cinq observations eu égard à l'intérêt qu'elles présentent. Le premier cas signalé est celui du Pr A. Pick, de Prague, il date du mois d'octobre 1890. Tanzi publia, en 1891, une seconde observation de psychose coexistant avec l'acromégalie ; cette observation, assez complète en ce qui concerne les symptômes physiques de la maladie, l'est beaucoup moins pour ce qui regarde les troubles intellectuels.

En 1894, Tamburini signale, dans une courte note, un cas de délire de persécution chez une acromégalique, et le fait suivre d'intéressantes réflexions sur la pathogénie de cette dernière maladie.

L'année suivante, en 1895, M. le Pr Joffroy fait une leçon très documentée sur la première observation de démence, rencontrée chez une acromégalique, et en même temps donne une vue d'ensemble de cette curieuse maladie.

Enfin, en 1898, les Drs Garnier et Santenoise publient, dans les Archives de neurologie, le seul cas connu jusqu'alors, de manie aiguë survenant chez une acromégalique.

Ce sont les cinq uniques observations que nous ayons pu réunir, sur la coexistence de l'acromégalie et de la folie; nous allons les donner suivant leur ordre d'apparition, nous y ajouterons l'observation que nous avons recueillie dans le service du Dr Magnan. Nous les ferons suivre des réflexions que leur lecture aura pu faire naître en nous.

Observation XVIII

Sur un cas d'acromégalie coexistant avec une psychose.

par le Pr A. Pick, de Prague (1).

L'existence d'un état mélancolique, de dégoût du travail et d'autres phénomènes analogues a été signalée à diverses reprises dans l'acromégalie, on n'a pas parlé jusqu'à présent de l'existence d'une psychose caractérisée, quoique depuis quelque temps la maladie attire l'attention des neurologistes et des psychiatres. Ce fait pourrait justifier la publication d'un cas de ce genre que j'ai observé dans ma clinique il y a quelques années, peu de temps après que les premières publications sur cette maladie d'une si extrême rareté eurent paru dans la littérature ; cette circonstance expliquera aussi pourquoi on ne peut donner d'amples détails sur tous les points qui devraient maintenant être pris en considération.

Le 20 *octobre* 1887, on amena à la Clinique S... Jean, âgé de 47 ans ; il porte la camisole de force et est en outre attaché dans la voiture avec une chaîne ; toutefois ces mesures semblent motivées moins par l'agitation du malade que par son aspect inspirant la frayeur ; même à la Clinique on le regarde timidement et craintivement, et il faut longtemps pour que la Clinique s'habitue à son aspect. On emprunte au bulletin médical qui l'accompagne les renseignements suivants : un frère du malade s'est suicidé dans un accès de folie ; lui-même, marié depuis 1863, eut neuf enfants, leur fut toujours dévoué, il n'est pas buveur. En 1880, il eut, paraît-il, à la suite de querelles, une psychose ayant duré 4 semaines, et que le médecin qualifia de délire de persécution.

L'affection actuelle débuta le 29 septembre ; le malade se plaignit de maux de tête, resta au lit ; deux semaines environ avant

(1) *Prager Medicinalische Wochenschrift*, 15 octobre 1890.

son entrée à la Clinique, il fut très agité, dormait peu, barricadait les fenêtres avec des planches, construisait dans la chambre un autel devant lequel il allumait une lumière, rassemblait tous les livres de prière qu'il possédait et contraignait ses enfants, qui ne devaient pas quitter la chambre, à prier avec lui devant l'autel ; de temps à autre il sort du lit et visite toute la maison en tenant à la main un cierge allumé ; en dehors de ses enfants, il ne tolère personne autour de lui ; si on le contredit, il s'emporte, injurie l'entourage ; de temps en temps, il écrit des pages entières d'une texture absurde, cherche ensuite de nouveau des ennemis dans la maison, parle ensuite, tantôt de bons, tantôt de mauvais esprits qui l'environnent.

L'observation ne dit rien sur l'état somatique du malade.

État actuel. — Ce qu'on remarque immédiatement chez le malade, c'est le développement exagéré du crâne, du thorax, des mains et des pieds, en sorte qu'on doit porter, séance tenante, le diagnostic d'acromégalie.

Debout le malade mesure 1 mètre 63 ; la charpente osseuse est puissante, le rachis est cyphoscoliotique ; les organes génitaux sont volumineux ; le système pileux fortement développé ; souvent transpiration abondante ; diabète insipide (4 litres d'urine en 24 heures).

Circonférence du crâne, mesurée au niveau de l'insertion, formant une saillie bien nette, du ligament, de la nuque.	63cm.
Circonférence d'une oreille à l'autre par-dessus le vertex.	35
Diamètre antéro-postérieur (glabelle-occiput). .	21
Diamètre bi-pariétal.	15
Distance des arcades zygomatiques.	15
Largeur de la tête en avant des méats auditifs. .	16
Diamètre maximum (menton à la protubérance occipitale).	26
Hauteur de la face (menton-glabelle).	17
Largeur du front.	14

Hauteur du front	10	5
Intervalle des angles externes des yeux	13	5
Intervalle des angles internes des yeux	4	5
Longueur du pavillon de l'oreille	8	
Largeur du pavillon de l'oreille	4	
Dos du nez (longueur)	6	5
Largeur du nez	7	(?)
Largeur de la bouche	6	
Épaisseur de la lèvre inférieure	3	
Du menton à l'articulation temporo-maxillaire	18	
Du menton à l'angle de la mâchoire	15	5
D'un angle de la mâchoire à l'autre	29	5
Du menton au bord des incisives inférieures	6	5
Largeur de la langue	7	5
Longueur du tronc (racine du pénis, fossette jugulaire)	60	
De l'appendice xiphoïde au pubis	32	
Tour de la poitrine au niveau des mamelons	113	
Intervalle des mamelons	26	
Longueur du sternum	25	5
Longueur de la clavicule	20	
Longueur du bras (acromion-épicondyle)	37	
Longueur du radius	29	5
Longueur du cubitus	30	
Longueur de la main entière, face dorsale	20	
Longueur du métacarpe	11	5
Tour du bras	21	
Tour de l'avant-bras (partie moyenne)	21	
Tour du poignet	29	
Tour de la main	30	
Largeur de la main	11	
Tour du métacarpe	25	
Tour du pouce (1re articulation phalangienne)	11	
Tour du médius	9	5
Tour de l'annulaire	7	75

Tour de l'auriculaire.	6	75
Longueur du médius.	12	5
Intervalle des crêtes iliaques.	31	
Intervalle des épines iliaques.	30	
De l'épine iliaque antéro-supérieure au bord inférieur de la rotule.	53	5
Du trochanter au condyle externe.	46	5
Longueur du pied, bord interne.	29	
Longueur du pied, bord externe.	23	
Longueur du gros orteil.	8	
Largeur du pied au niveau de la saillie du gros orteil.	13	
Tour de la cuisse 13 centimètres au-dessus de la rotule.	44	
Tour du genou.	38	75
Circonférence maxima du mollet.	34	25
Circonférence du cou-de-pied.	27	5
Circonférence du gros orteil.	10	5

Les traits du visage sont flasques, les joues excavées; pas d'asymétrie faciale; le maxillaire inférieur dépasse en avant le supérieur de plusieurs centimètres; la langue qui est largement et étroitement appliquée sur le plancher de la bouche, est à sa pointe libre sur une longueur d'environ deux centimètres, constamment sèche, ailleurs rouge et humide. Pas d'anomalies essentielles dans les fonctions des nerfs crâniens, notamment pas de troubles visuels. La parole est embarrassée, la motilité et la sensibilité intactes, le phénomène du genou faible (seulement par le procédé de Jendrassik), les organes thoraciques et abdominaux n'offrent rien d'anormal. Une description détaillée de l'extérieur du malade paraît inutile, étant données les dimensions que nous avons indiquées; nous devons ajouter quelque chose au sujet du diagnostic.

Le malade fut amené le soir, il s'endormit après avoir pris du chloral, après avoir, auparavant, assis sur son lit, interpellé un prêtre comme le Saint-Esprit.

20 *octobre*. — A l'examen, le malade est tranquille, orienté

dans le temps et dans l'espace. On l'a conduit ici de force parce qu'il s'était irrité contre son frère qui lui réclamait le paiement d'une dette. Comme il ne pouvait pas payer, il a pris la chose à cœur et il s'est irrité contre la grossièreté de son frère. Il était gêné et il avait emprunté cet argent pour servir à l'éducation et à l'instruction de ses enfants. Là le malade parle avec émotion d'un fils qui étudie la théologie ; la plupart des faits rapportés dans son observation, il veut les expliquer comme quelque chose d'absolument normal ; il a toujours beaucoup prié ; il laisse toujours brûler la lumière jusqu'à ce que la lumière de sa vie s'éteigne. Il avoue ensuite qu'il est trop agité, mais il n'est pas méchant ; il dit avoir eu du chagrin et de l'angoisse, au point qu'il a déjà eu des idées de suicide ; entre temps il manifeste des idées qui se rapportent à des hallucinations. En venant, les personnes qui l'accompagnaient s'étaient entendues pour le jeter à l'eau. Déjà, étant chez lui, il a cru que le téléphone était mis à sa disposition et il prétend avoir entendu, quelques stations avant Prague, les voix de ses enfants par le téléphone.

22 *octobre.* — La nuit il a prêché sur l'œil de Dieu ; il est anxieux. « Maintenant, dit-il à la visite du matin, je suis comme je dois être, la nuit il peut souvent vous arriver quelque chose. » Plus tard il agite les mains en les faisant tourner l'une autour de l'autre et cela signifie l'enfer.

23 *octobre.* — Il n'a dormi la nuit que grâce aux hypnotiques. Le gardien doit aller à Vienne pour télégraphier à son frère qu'il arrivera quelque chose au moment de la soupe ; il se plaint que les malades le regardent comme un pécheur.

24 *octobre.* — Depuis 3 heures du matin, il a prié ; il entend encore les voix de ses enfants.

25 *octobre.* — Il s'entend insulter, les gens veulent lui prendre la vie. « Si le peuple devient trop immense, la puissance n'est rien plus. »

Les jours suivants, les hallucinations, l'angoisse diminuent peu à peu, et le 11 novembre le malade, complètement calme, raconte les choses suivantes :

Les études de son fils coûtaient beaucoup d'argent et il s'est trouvé dans l'embarras. Des impôts arriérés et sa dette envers son frère lui avaient occasionné des soucis et de l'angoisse.

En l'année 1880 la même chose s'était produite; il avait à pourvoir à l'existence de sa mère, à payer pour l'entretien de ses frères et de ses sœurs.

Il s'était vu alors, quatre semaines durant, poursuivi par toutes sortes d'angoisses; plus tard il affirme qu'alors il n'avait pas été halluciné. Sa dernière maladie a débuté par des douleurs de tête surtout au-dessus de l'œil gauche; au commencement d'octobre, il a entendu des voix menaçantes. Au sujet des événements qui se sont produits ensuite chez lui, ses souvenirs présentent de nombreuses lacunes. Il confirme avoir eu des hallucinations; cependant il n'est pas encore tout à fait débarrassé de ses idées délirantes, car il croit encore que les personnes qui l'accompagnaient s'étaient entendues pour le jeter à l'eau.

Plus tard les restes de la maladie disparaissent à leur tour, de sorte que le malade guéri quitte la Clinique le 10 décembre. Interrogé sur le gigantisme de ses extrémités, le malade qui ne se regarde nullement comme extraordinaire, prétend avoir eu dès l'enfance cette puissante stature; son père était devenu gros, mais pas autant que lui; sa mère aussi était grande et forte; il en serait de même de son fils. Vers 1870 il aurait eu une affection goutteuse (rhumatisme), mais les membres auraient déjà été gros anparavant. Tout ce qu'on put apprendre sur les destinées ultérieures du malade, c'est qu'en 1889 il se suicida. Fut-ce à la suite de la récidive de sa psychose? c'est ce qu'on ignore.

Les mensurations indiquées plus haut mettaient déjà hors de doute le fait que, chez cet homme de taille moyenne, ce fussent presque exclusivement les extrémités et la tête qui avaient subi une croissance gigantesque si extraordinaire; et en conséquence le diagnostic d'acromégalie paraît justifié; les autres constatations parlaient aussi en faveur de l'exactitude de ce diagnostic. Aux extrémités, en particulier aux mains et aux pieds, on vit bientôt que l'hypertrophie portait non seulement sur les os, mais aussi sur les parties molles ; le poignet ne parut pas notablement augmenté de volume en proportion du métacarpe colossal ; l'avant-bras et le bras dépassent bien la normale, mais restent notablement au-dessous des mensurations d'autres cas d'acromégalie. Il en est de même pour les mensurations des membres inférieurs. Au crâne, nous voyons que ce sont surtout le squelette facial et tout particulièrement le maxillaire inférieur d'une part, les parties molles de la face et notamment la lèvre inférieure, la langue et le nez d'autre part, qui participent à l'hypertrophie ; les arcades sourcilières aussi étaient remarquables. Comme cela a lieu dans divers cas, les oreilles également participent au gigantisme. Au crâne, on remaque surtout la proéminence osseuse de l'écaille de l'occipital, fait sur lequel, comme on le sait, l'attention n'a été attirée que ces derniers temps.

La cyphoscoliose, la brièveté du cou ne font pas non plus défaut ; dans l'observation, il n'est rien dit de la glande thyroïde. Le thorax avec ses dimensions énormes n'offre pas un aspect moins caractéristique. La musculature se montre très puissante, mais sans développement anormal. Les maux de tête (douleurs articulaires il y a des années ?) et le diabète insipide ne font pas non plus défaut.

Le malade ne peut donner aucune indication précise sur le début de l'affection, en sorte que, dans notre cas, le seul côté du diagnostic qui puisse rester incertain est le caractère non congénital de l'affection. Qu'il ne s'agisse pas là de la leontiasis ossea de Wirchow, de l'elephantiasis ou du myxœdème, cela n'a pas besoin d'être démontré ; un coup d'œil sur la description de notre cas empêchera aussi de penser à l'ostéite déformante de Paget ; qu'il ne s'agisse pas là de gigantisme, c'est ce que montre non seulement la taille du malade, mais encore la déformation des os du crâne, caractéristique de l'acromégalie.

Si nous comparons le chiffre des mensurations dans notre cas avec ceux qu'on trouve notés dans la littérature, nous pouvons bien donner ce cas comme un des plus marqués qui ont été observés jusqu'à ce jour.

Mais ce qui le distingue encore des autres, c'est la psychose, que, en considération de sa récidive et de celle de son frère, nous devons regarder comme héréditaire ; eu égard à sa forme, elle se rattache indubitablement aux cas de paranoïa hallucinatoire aiguë ; il ne serait guère possible pour le moment de démontrer une relation plus intime entre elle et l'anomalie de croissance, toujours est-il qu'une telle coïncidence est remarquable au point de vue de la base neurotique de l'acromégalie, admise par quelques-uns.

Observation XIX (Tanzi) (1)

Nicolas P..., né à Genève en 1837, cordonnier. Il a un frère dans un autre asile. Lui-même se trouve depuis 25 ans dans l'asile de Genève. Il était violent, irritable, emporté ; il y a 20 ans on le considérait comme un des plus dangereux pensionnaires de l'asile. Alors il était aussi halluciné. A ce moment, c'était un homme vigoureux et bien fait ; les mains et les pieds étaient bien proportionnés ; il n'y avait aucune déformation de la face. Puis les hallucinations devinrent plus confuses, les impulsions diminuèrent ; le malade se remit à travailler ; mais il entra dans un état d'affaiblissement intellectuel léger, cependant très appréciable, qui dure encore. C'est un cas de guérison incomplète ou avec déficit, comme on l'observe souvent chez les aliénés.

Pour une bronchite chronique et pour des varices à la poitrine, P... fut soigné à l'hôpital des Incurables. Il y resta cinq ans, et lorsque, pour une violente agitation, il retourna à l'asile, il était tellement changé, que les infirmiers, qui l'avaient vu autrefois, ne le reconnaissaient plus. La cyphose l'avait rapetissé ; la mâchoire inférieure était devenue proéminente et avait grossi au point de modifier toute la physionomie ; les mains et les pieds avaient grossi et étaient déformés. Malheureusement on n'avait

(1) *Archivio italiano di clinica medica*, 1891.

conservé aucun vestige de son ancien habillement, ni un gant, ni un soulier, ni un anneau. Cependant il est certain que maintenant il n'y a personne qui ait besoin d'une plus grande mesure de chaussure que P... à qui on doit faire des souliers et des chapeaux sur mesure. Aux mains l'hypertrophie est encore plus apparente; mais ce qui frappe surtout, c'est l'augmentation de volume de la face, du nez et des lèvres, spécialement de l'inférieure, qui est gonflée et saillante.

État présent. Aspect acromégalique. Stature 1m,54, envergure des bras 1m,72.

Cyphose très prononcée de date récente; varices nombreuses surtout marquées à la poitrine. Peau pâle et flasque; poils gris lisses abondants. Les cheveux coupés repoussent rapidement. Poids 59 kilogrammes.

Le crâne est plutôt grand, mais moins que la face, qui est considérablement allongée. L'occiput est saillant en arrière. Entre les deux systèmes sphéroïdaux de l'occipital et du pariétal on remarque au toucher un espace rugueux qui constitue une dépression au niveau de la suture lambdoïde.

Diamètre antéro-postérieur	200	millimètres
Diamètre transverse maximum	153	—
Courbe horizontale	590	—
Courbe bis-auriculaire	380	—
Demi-courbe antérieure	210	—
Demi-courbe postérieure	165	—
Largeur du front	118	—
Distance rectiligne du méat auditif au milieu de la mâchoire	160	—
Diamètre du bregma au milieu de la mâchoire	260	—
Distance rectiligne entre les deux angles de la mâchoire	117	—

Face allongée avec une expression apathique et un prognathisme énorme; les incisives inférieures dépassent de 3 centimètres environ l'arcade dentaire supérieure.

Langue un peu grossie, sa courbe transversale au niveau du frein mesure 130 millimètres.

Des dents la plus grande partie a disparu ou est réduite à des fragments ; mais celles qui restent sont très longues et grosses (quatre incisives, deux canines et deux molaires, toutes au maxillaire inférieur).

Les lèvres sont grosses, l'inférieure tombante sur le menton avec une épaisseur rectiligne de 135 millimètres.

Le nez est grand, large spécialement à la pointe, il déborde la région supérieure de la bouche au point de cacher la lèvre supérieure.

Longueur du nez de la racine à la pointe.	62	millimètres
Épaisseur rectiligne du nez à la base. . .	45	—
Épaisseur à la pointe.	24	—
Épaisseur à la racine.	17	—
Distance rectiligne du sillon naso-labial à la pointe.	53	—

Les oreilles sont plutôt allongées, l'hélix incomplète, le lobule adhérent.

Diamètre longitudinal.	80	millimètres
— transverse maximum. . .	42	—
— diagonal.	84	—

Cou sans goitre. Thorax rétréci. Veines variqueuses au cou et à la poitrine.

Artères scléreuses.

Mains de longueur normale, mais très larges, la paume est épaissie et comme rembourrée. Ongles striés.

Longueur de la main.	178	millimètres
Circonférence transversale à la base des doigts.	240	—
Circonférence transversale maximum du pouce.	82	—
Largeur du pouce.	75	—

Pieds très gros, courts, avec des orteils épaissis.

Longueur du pied.	285	—

Circonférence transversale à l'extrémité des métatarsiens. . . . . 290 millimètres

Cou-de-pied. . . . . 295 —

Circonférence transversale du gros orteil. 110 —

Circonférence transversale du pied à la base des orteils. . . . . 275 —

Verge et testicule normaux.

Pouls dur 96. Céphalée continuelle, quotidienne. Urine normale comme composition, mais diminuée comme quantité, 700, 800, 900 grammes en 24 heures.

Réflexes pupillaires normaux. Examen ophtalmoscopique négatif.

La vue est bonne; l'ouïe est normale.

Observation XX (Tamburini) (1)

Il s'agit d'une femme qui a présenté un cas typique d'acromégalie avec troubles intellectuels et qui est morte dans le marasme à la suite d'un catarrhe intestinal chronique. Les membres inférieurs avaient commencé à augmenter de volume, puis plus tard la tête, plus tard encore les mains. L'augmentation de volume était surtout notable aux mains et aux pieds. Quelques années plus tard se développa un délire de persécution avec moments d'agitation violente et affaiblissement intellectuel.

A l'autopsie, on a trouvé une tumeur de l'hypophyse de la grosseur d'un œuf de poule, la plus grosse qui jusque-là ait été décrite.

(L'auteur ne donne pas d'autres détails sur la psychose; il s'étend ensuite sur l'anatomie pathologique de l'hypophyse et sur la pathogénie de l'acromégalie.)

---

(1) *Centralblatt für Nervenheilkunde und Psychiatrie*, 1894.

Observation XXI

Sur un cas d'acromégalie avec démence, par M. le professeur A. Joffroy (1).

Leçon du 23 février 1895, recueillie par le Dr Roubinowitch, chef de clinique de la Faculté.

Je désire vous parler aujourd'hui d'une femme, entrée dans mon service le 13 novembre dernier, pour un affaiblissement très marqué des facultés intellectuelles, et qui est atteinte de cette affection que P. Marie décrivit en 1885 sous le nom d'acromégalie.

Cette femme a actuellement 58 ans; les premières manifestations de son acromégalie se sont produites entre 53 et 54 ans, pour ainsi dire sous mes yeux, car j'ai eu l'occasion de voir cette malade pendant bien des années avant l'éclosion de la maladie actuelle, qui l'a rendue absolument méconnaissable.

Chez notre malade, les premiers signes de l'acromégalie n'ont été marqués que 4 ou 5 ans après la suppression des règles, de sorte que nous gardons une certaine réserve à l'égard de l'opinion, qui place le début de cette affection, chez la femme, au cours de la vie génitale.

Remarquez bien la physionomie de cette malade; l'ensemble du visage paaaît avoir un volume exagéré, et sans même examiner séparément les différentes parties qui le composent, le diagnostic peut se faire au premier coup d'œil.

Si maintenant nous faisons l'examen détaillé, nous constaterons que le nez est disproportionné et augmenté dans toutes ses dimensions; il s'est élargi et épaissi. Remarquez aussi ces rides profondes qui séparent le nez des joues, et d'autres situées près des sourcils. Le front est, chez presque tous les acroméga-

(1) *Progrès médical*, 1898.

liques, bas et petit, ce qui est d'autant plus frappant, que les arcades sourcilières plus volumineuses font une saillie plus considérable. Les paupières plus épaisses, plus longues qu'à l'état normal, présentent dans certains cas une coloration brunâtre; elle est facile à constater chez notre malade. La fente buccale est très longue, les lèvres sont épaisses, surtout la lèvre inférieure que vous voyez dans ce cas proéminente et légèrement pendante.

On ne remarque pas dès l'abord, chez notre malade, l'existence du prognathisme, mais en l'examinant de près, on voit que son menton présente une saillie antéro-inférieure assez notable; de plus si nous lui faisons entr'ouvrir les lèvres, nous voyons que les dents du maxillaire inférieur sont écartées les unes des autres, et que la mâchoire inférieure dépasse en avant la mâchoire supérieure d'un demi-centimètre environ. La mastication se fait encore assez bien.

Une modification très remarquable que vous pouvez constater chez cette femme, c'est l'augmentation du volume de la langue, qui a plus que doublé depuis le début de la maladie. La forme normale est conservée, seulement l'épaisseur, la largeur sont telles qu'on se demande comment elle parvient à la contenir dans la cavité buccale.

Pour les os du crâne, on a noté une proéminence plus accusée des saillies, surtout des bosses frontales et de la protubérance occipitale externe; mais toutes ces modifications sont beaucoup moins manifestes que celles que nous avons décrites au niveau du maxillaire inférieur.

Au niveau des membres supérieurs, on note tout d'abord l'accroissement des mains, caractérisé par l'augmentation de volume, et non, ou à peine. par l'allongement des parties constituantes. Comparez les doigts de notre malade avec ceux de cette femme de même âge et de même taille que j'ai choisie à dessein, et vous constaterez qu'ils ont conservé la longueur ordinaire, mais ils ont sont beaucoup plus volumineux. En outre, vous remarquez qu'ils sont aussi gros à leur base qu'à leur extrémité, sans déformation, ni au niveau des articulations des phalanges entre elles, ni au niveau des articulations des phalanges avec les métacarpiens. Leur épaisseur, égale partout, leur donne la forme de petits boudins ou de saucissons.

J'attirerai aussi votre attention sur ces plis, soit interphalangiens, soit intra-palmaires, beaucoup plus accusés qu'à l'état normal et qui donnent à cette main hypertrophiée un aspect de main capitonnée. D'ailleurs pour mesurer l'augmentation de volume des mains d'acromégaliques, je ne vous conseille pas de recourir à la méthode métrique; elle donne des résultats peu précis. Je préfère pour ma part la méthode hydrostatique, qui, par les pesées successives du volume d'eau déplacé par la main qu'on étudie, donne des mensurations en poids, et par conséquent en volume susceptibles d'une exactitude beaucoup plus grande.

Voici comment j'ai procédé pour notre malade; j'ai tracé sur les deux poignets de la malade un trait à l'encre, au niveau de l'extrémité des apophyses styloïdes.

J'ai choisi ensuite comme terme de comparaison la main d'une femme de même âge et de même taille; puis successivement je leur ai fait plonger la main jusqu'au trait indiqué dans un cristallisoir rempli d'eau très exactement jusqu'au bord, et après chaque immersion j'ai mesuré le poids de l'eau déplacée par la main. La main droite de notre acromégalique a déplacé 440 centimètres cubes d'eau, tandis que la main droite du témoin n'en a déplacé que 340. Pour la main gauche la différence est également très sensible; 400 centimètres cubes d'un côté, et seulement 317 de l'autre.

Chez notre malade le pouce a pris des dimensions beaucoup plus considérables que les autres doigts. Vous pourrez constater aussi que chez notre malade l'hypertrophie ne s'étend ni aux avant-bras, ni aux bras. Les modifications des ongles sont peu accusées.

Les pieds présentent un moindre accroissement de volume que les mains. Ainsi par la méthode hydrostatique, le pied droit de notre malade déplace 970 centimètres cubes d'eau, tandis que le pied droit du témoin n'en déplace que 880. La différence est de 90, et pour les mains elle était de 100 centimètres cubes. On voit que l'accroissement du volume des pieds est moins grand que celui des mains.

Est-ce par suite d'une évolution plus tardive ou d'une évolution plus lente?

Nous avons dit que l'allongement des pieds et des mains est peu marqué ; nous devons cependant constater l'allongement des pieds de notre malade ; il y a quelques années sa chaussure avait la pointure 37, tandis qu'aujourd'hui elle a la pointure 40.

Les pieds ont leur aspect normal, ils ne sont pas œdématiés ; les sillons cutanés qui correspondent aux articulations, ainsi que les grands plis de la plante du pied, ont conservé leur courbure, les orteils sont volumineux ; enfin les ongles sont courts, aplatis, mais ils ne présentent pas, comme chez certains acromégaliques, de gouttières latérales.

Chez la malade que nous examinons, les modifications du rachis ne sont encore qu'au début, et il n'y a qu'une ébauche de scoliose.

A la partie antérieure du tronc, on note un épaississement très accusé des clavicules, avec élargissement de leur tête et accentuation des courbures. Les côtes sont larges, épaisses, rapprochées les unes des autres, surtout en avant. Quelquefois même elles sont imbriquées les unes sur les autres.

La parole de notre malade s'est sensiblement modifiée, elle est devenue très lente, un peu empâtée, très affaiblie, avec altération de la tonalité de la voix, devenue fausse, comme bitonale. Le cou est gros, mais sans atteindre des dimensions exagérées Le corps thyroïde ne paraît pas avoir augmenté de volume.

Il n'existe pas de matité à la percussion de la partie supérieure du thorax, et notamment à la région rétro-sternale, ainsi que l'ont décrit chez leurs malades Erb, Schülze, Verstraeten, etc., en l'attribuant à la présence du thymus.

Mais, la matité est très étendue au niveau de la région précordiale ; elle tient à l'hypertrophie cardiaque déterminée par une double lésion : rétrécissement et insuffisance aortiques. Il est à noter d'ailleurs que les artères sont dures, très élargies et qu'à

58 ans, cette malade présente un degré d'athérome artériel qu'on ne rencontre généralement pas, à un âge beaucoup plus avancé. Il n'y a pas d'atrophie musculaire.

Notre malade a 1^{m}49, et à ce point de vue il ne s'est produit chez elle aucun changement depuis le commencement de son affection. Il en est toujours ainsi lorsque la maladie survient à un âge avancé.

L'analyse de l'urine de notre malade dénote une diminution sensible de l'urée, 11^{gr},68 par 24 heures, au lieu de 23 ou 24 grammes. On trouve également une diminution de l'acide urique : 0^{gr},36 par 24 heures, au lieu de 0^{gr},50 ainsi que de l'acide phosphorique : 0^{gr},88 au lieu de 2^{gr},60. Il n'existe pas d'indican ; on note quelques traces à peine appréciables d'albuminurie. La quantité totale d'urine émise dans les 24 heures n'est guère que de 800 grammes.

Les urines sont donc réduites comme quantité et contiennent d'une façon générale peu de matériaux d'excrétion, ce qui s'explique du reste parfaitement par la période de cachexie à laquelle la malade est parvenue.

Comme la majorité des acromégaliques, notre malade transpire d'une façon tout à fait exagérée, et cela sous l'influence du moindre mouvement.

Parmi les symptômes d'ordre subjectif, mais très importants de l'acromégalie, il faut noter la céphalée. Elle existe ici, quoique peu prononcée ; c'est une céphalée persistante et continue qui siège à la région occipitale et à la partie avoisinante de la nuque. Elle est aussi parfois rémittente ou intermittente.

Deux mots encore sur les symptômes qui caractérisent l'état psychique.

Ces signes sont très accusés chez notre malade. Elle habitait apec son frère dans des conditions très misérables, et il lui fallait travailler pour vivre. Mais sa mémoire a tellement faibli qu'elle ne peut plus se rappeler le jour ou la date, et qu'elle oublie d'un moment à l'autre ce qu'on vient de lui dire ou ce qu'elle doit faire ; c'est ainsi qu'elle est incapable actuellement de faire le moindre achat ou la préparation de sa nourriture. En même temps elle est indifférente, apathique, insouciante et dans un état d'aboulie tel, que son placement dans un asile s'est imposé.

(M. le Pr Joffroy étudie ensuite l'anatomie pathologique de l'acromégalie ; il signale l'hypertrophie de la glande pituitaire et l'agrandissement de la selle turcique, pouvant amener par la compression des organes voisins plusieurs troubles divers ; amaurose par compression des nerfs optiques, troubles du côté de l'ouïe et de l'odorat par irritation des lobes sphénoïdaux. Il rappelle que dans l'observation de Henrot (de Reims), l'hypertrophie des ganglions du grand sympathique et de tous les nerfs qui le constituent, a été constatée à l'autopsie.

Puis il passe au diagnostic de l'acromégalie qui doit être fait avec le myxœdème, l'ostéité déformante de Paget et l'ostéo-arthropathie déformante pneumique.

Enfin, il aborde la discussion des différentes théories émises pour expliquer la pathogénie de l'acromégalie. Il rejette successivement la théorie des germes vasculaires, ou théorie thymique de Klebs, celle de l'inversion dans l'évolution de la vie génitale, proposée par Freund, celle aussi de régression vers le type anthropoïde, soutenue par Verstraeten et Harry Campbell.

La théorie de Dreschfeld, qui fait remonter les troubles de l'acromégalie à une dystrophie d'origine nerveuse, comme on le fait pour les ostéo-arthropathies du tabes et de la syringomyélie, lui paraîtrait acceptable, si, dans les autopsies d'acromégaliques, on avait trouvé des lésions incontestables de la moelle, comme dans le tabes et la syringomyélie. A ce propos, M. le Pr Joffroy signale en note, au bas de la page 134, que la malade, montrée dans cette leçon, mourut quelques mois après. A l'autopsie, on trouva des lésions multiples de la moelle, dont la plus accusée est la sclérose des cordons latéraux dans les régions cervicale et dorsale.

Pour le moment, il pense que P. Marie paraît plus près de la vérité, en rattachant l'acromégalie à la lésion du corps pituitaire, que cette glande soit hypertrophiée, ou qu'elle présente seulement des lésions microscopiques. Il compare le rôle physiologique du corps pituitaire à celui joué dans l'organisme par la glande thyriode. Et il ajoute :

« Le corps pituitaire a des fonctions que nous ne connaissons pas, mais, certains faits pathologiques semblent indiquer qu'il joue un rôle dans la nutrition en général et en particulier dans celle des sysrèmes ossenx, musculaire et vasculaire. C'est l'action du corps pituitaire qui règle chez l'individu les proportions entre les apports nutritifs et les déchets, de façon à maintenir un état d'équilibre stationnaire des systèmes osseux et musculaires chez l'adulte et un état d'équilibre avec développement des mêmes systèmes chez l'adolescent. Que sous l'influence d'un état congestif ou inflammatoire, l'activité de la glande soit accrue, le développement des systèmes osseux et musculaire se fera plus considérable et de la sorte l'adolescent deviendra un géant et l'adulte un acromégalique.

Peut-être peut-on pousser plus loin encore cette hypothèse pathogénique et dire que les altérations de la pituitaire aboutissent à un moment donné, à la cessation de la fonction de cette glande, et qu'alors il se produit une cachexie spéciale qui serait le pendant de la cachexie, strumiprive que l'on observe quand les altérations du corps thyroïde ont détruit complètement la partie glandulaire. »

M. le Pr Joffroy termine cet important travail en rappelant les diverses médications essayées dans le traitement de l'acromégalie.

Aucune n'a donné de résultats satisfaisants. Le corps thyroïde, administré par la voie stomacale, à des doses variant de 1 à 4 grammes, a produit de la tachycardie, une turgescence considérable des vaisseaux de l'extrémité céphalique puis tremblement, la malade maigrissait en même temps. Tous ces phénomènes se calmèrent après la cessation du traitement par le corps thyroyde.

Les autres médications, le phosphore, l'arsenic, le perchlorure de fer, les iodures, l'antipyrine, le salicylate de soude, les bromures, n'ont pas donné de résultats durables, pas plus que l'hydrothérapie. Lorsque le malade est arrivé à la période de cachexie, il ne reste plus qu'à faire de la thérapeutique symptomatique et à combattre les symptômes les plus pénibles tels que l'insomnie ou la céphalalgie.)

Observation XXII (1)

Une observation de manie aiguë chez une acromégalique

Par les Drs Samuel Garnier et Santenoise.

M... C..., femme B..., ménagère, âgée de 41 ans, née à P... (Jura) est, est entrée à l'asile le 22 mai 1897 et sortie le 22 juillet suivant, par suite de guérison.

Antécédents héréditaires. — Pas de renseignements précis sur le père et la mère. Une tante paternelle aurait été berloque (*sic*).

Un frère est mort à 21 ans de fluxion de poitrine ; il était porteur d'un goitre léger (cette affection est d'ailleurs presque endémique dans la localité). Une sœur est décédée à 38 ans par suite de tuberculose pulmonaire.

Antécédents personnels. — Pas de maladie grave antérieure.

Notre malade aurait toujours eu, du plus loin qu'elle se rappelle, ainsi que le mari, les extrémités grosses ; son goitre remonte aussi à l'enfance.

De son mariage sont nés cinq enfants dont trois sont encore vivants et bien portants, savoir : un garçon de 14 ans, une fille de 8 ans et une de 4 ans. Les deux autres enfants sont morts, l'un à la naissance, l'autre à trois mois. Notre malade a toujours été réglée régulièrement, mais depuis quelque temps, les époques ont lieu toutes les trois semaines. C'est douze jours environ avant son entrée à l'asile qu'elle a été prise brusquement, sans cause appréciable, d'un accès de folie aiguë. Son mari peint la brusquerie de l'invasion de la maladie, en nous disant : « Ça l'a prise comme un coup de fusil » et ses époques avaient cessé depuis 8 jours.

(1) *Archives de neurologie*, 1897.

État physique actuel. — Cette femme est bien constituée, mais ce qui frappe chez elle de suite, c'est le développement exagéré de la face et des extrémités (mains et pieds). Voyons en détail chacune de ces particularités.

Hypertrophie des mains. — Leur développement excessif contraste avec l'aspect et le volume normal des autres segments du membre supérieur. Elles sont épaisses, larges, sans être déformées ni notablement augmentées de longueur. Cette hypertrophie porte sur tous les plans des tissus de la main ; os, muscles, tissu cellulo-adipeux et peau. Cette dernière est résistante, ferme, sans œdème, de coloration peu foncée. La circonférence de la main est de 25 centimètres. Les doigts ont de fortes dimensions, aussi gros à leur pointe qu'à leur racine, sans aucune déformation articulaire, de direction et de longueur normales. Par comparaison, les ongles paraissent petits ; ils sont aplatis, élargis, striés dans le sens longitudinal. Cette hypertrophie sans déformation des doigts, du carpe et du métacarpe s'atténue au niveau du poignet. Les avant-bras, les bras, tout en étant plus gros qu'à l'état normal, sont cependant loin d'être aussi hypertrophiés que les mains. Malgré cette augmentation de volume, les fonctions de la main s'exercent avec intégrité et sans douleur.

Hypertrophie des pieds. — Comme les mains, les pieds sont élargis et épaissis, sans augmentation notable de longueur. Cette hypertrophie cesse au niveau du cou-de-pied ; les jambes et les cuisses restent indemnes. Toujours, comme à la main, tous les tissus constitutifs : os, muscles, etc., participent à l'hypertrophie ; l'aspect de la peau est identique. Les orteils ont gardé leur forme et leur direction habituelles ; ils sont simplement épais et larges, très volumineux. Les ongles sont courts, aplatis, élargis, striés aussi longitudinalement.

Hypertrophie de la tête. — Les altérations du crâne sont peu accentuées, c'est avant tout la face qui est le siège d'une hypertrophie ; elle est allongée, ovalaire : le front est toutefois assez découvert ; les rebords et apophyses orbitaires extrêmement saillants, les paupières un peu épaissies. Le nez est accru dans tous ses diamètres ; il forme une saillie assez forte. Les pommettes sont très proéminentes ; les lèvres très épaissies ; le menton large et peu saillant. Les oreilles sont augmentées de volume. La langue est plus volumineuse qu'à l'état normal.

Thorax.— Notre malade présente aussi une cyphose cervico-dorsale, avec lordose lombaire et projection de l'abdomen en avant. Dans son ensemble, le thorax est aplati latéralement. Indépendamment de ces symptômes, pour ainsi dire primordiaux, nous avons encore à citer quelques symptômes secondaires contingents. Ainsi, le corps thyroïde est hypertrophié ; les seins sont atrophiés et flasques ; par contre, les systèmes musculaire et articulaire sont normaux, ainsi que les réflexes rotuliens. Du côté du système circulatoire, nous notons des palpitations, un peu d'hypertrophie du cœur avec artério-sclérose ; quelques varices existent aux jambes. Notre malade est sujette à des transpirations abondantes, quelquefois profuses. La sensibilité générale et spéciale est intacte ; la peau, dans son ensemble, a une teinte jaune brun.

État mental. — M... C..., qui, de l'hôpital de L..., où elle a séjourné quarante-huit heures, arrive signalée comme présentant un état maniaque aigu, n'offre à l'entrée qu'un état de confusion mentale probablement consécutif. Elle a encore de nombreuses illusions sensorielles, prend le directeur pour le médecin de son pays et croit reconnaître des personnes de son entourage parmi les malades du quartier. Elle ne peut d'ailleurs donner de renseignements bien précis sur sa maladie et prétend que si elle a refusé de manger à l'hôpital, c'est qu'on voudrait l'empoisonner. On remarque aussi chez elle de l'asymétrie faciale (le côté gauche est plus développé que le droit) et la voûte palatine ogivale. Pendant la huitaine qui a suivi son admission, les symptômes délirants ont été en s'atténuant progressivement, et au bout de la quinzaine, cette femme sort de son état d'apathie et demande à s'occuper. Sans avoir beaucoup d'initiative, elle finit par travailler régulièrement à la couture ; toutefois, la mémoire est toujours peu précise en ce qui concerne les faits qui ont motivé la séquestration d'office ; la malade croit avoir vécu comme dans un rêve. Rappelons qu'une de ses tantes a été aliénée. Au bout d'un mois de calme absolu, elle est visitée par le mari qui trouve son état très satisfaisant et déclare que sa femme est revenue à l'état normal. Sa sortie lui est alors accordée et elle réintègre le domicile conjugal, où elle a repris ses occupations habituelles. La guérison ne s'est pas démentie.

Réflexions. — Si l'on veut bien maintenant se rappeler la description de l'état physique du sujet de notre observation, on sera frappé des nombreux caractères sur lesquels l'attention se concentre et qui font immédiatement penser à l'acromégalie. Et en effet, de quelle autre maladie pouvait-il s'agir ici, en présence de cette hypertrophie des mains, des pieds, de la face, de la cyphose cervico-dorsale, de l'atrophie et de la flaccidité des seins, etc., etc. ? La seule différence qui sépare M... C... d'une acromégalique complète serait la menstruation conservée et par conséquent la fécondité. Notre malade n'a pas non plus été sujette aux maux de tête symptomatiques de l'acromégalie ; mais, en ce qui concerne l'absence des deux symptômes précédents, on ne doit pas oublier que les cas types réunissant tous les symptômes d'une ma adie, sans exception, sont fort rares.

Contrairement encore à ce qu'on observe chez les acromégaliques, dont l'intelligence garde son intégrité à toutes les périodes, notre malade a été prise, il est vrai, d'un accès subit de folie ; mais il ne s'agit là vraisemblablement que d'un simple épisode délirant dû à la dégénérescence héréditaire, et par conséquent, d'un accident tout à fait indépendant de l'acromégalie que notre observation surtout a pour but de mettre en relief. Les enfants de cette femme, pas plus d'ailleurs que ses frères, sœurs et parents n'ont présenté de signes d'acromégalie ; cette maladie chez elle est donc acquise.

Nous ne voulons pas nous attarder à faire ici un diagnostic différentiel de la maladie avec d'autres affections qu'on pourrait confondre avec elle, savoir le myxœdème, la maladie osseuse de Paget, l'éléphantiasis, etc., la simple constatation de l'hypertrophie des extrémités permettant de faire le diagnostic à distance (Souques in Charcot). Si nous avons pensé à recueillir cette observation, c'est que les cas d'acromégalie sont encore très limités puisqu'une centaine seulement ont été signalés dans le Traité de médecine de Charcot de 1894. Enfin l'apparition d'un accès de manie aiguë à évolution rapide chez une femme acromégalique est par elle-même un fait digne d'être noté et, croyons-nous, sans précédent.

Observation XXIII

(Personnelle, recueillie dans le service du Dr Magnan).

T... Jeanne, femme R..., née le 3 mai 1854, à Albertville (Savoie), âgée actuellement de 45 ans.

Antécédents héréditaires. — Son père est mort jeune d'une pneumonie, il n'aurait pas eu d'habitudes alcooliques ; sa mère est morte démente à 71 ans. Sa sœur est normale, il n'y a pas eu de maladies nerveuses dans la famille.

Antécédents personnels. — Elle n'aurait jamais été malade dans son enfance, et d'après les renseignements de sa sœur, elle était assez intelligente et assez gentille, le nez cependant un peu fort. Vers l'âge de 16 ans, elle vint à Paris et se plaça comme domestique. Elle fit successivement plusieurs places, puis se maria à 22 ans. Elle a eu six enfants dont trois sont morts en bas âge de méningite ; les trois autres sont vivants et bien portants.

A 27 ans, elle eut la fièvre typhoïde et fut soignée pendant six semaines à l'hôpital Tenon. Peu de temps après elle souffrit de violents maux de tête, surtout marqués à la région frontale, et la face, les mains et les pieds commencèrent à augmenter de volume, en même temps qu'elle devenait somnolente. Trois ans avant son entrée à l'asile, elle avait alors 37 ans, son mari et ses enfants l'abandonnèrent sans qu'on sache pourquoi, probablement cependant à cause des déformations de sa physionomie, qui étaient devenues de plus en plus marquées. Elle vécut alors seule de son métier de marchande de poissons, dans un état voisin de la gêne ; elle a fait alors quelques excès alcooliques, elle prenait assez souvent de l'absinthe, quelques petits verres d'eau-de-vie, et buvait un litre de vin par jour.

Au mois de janvier 1894 apparurent des idées de persécution, les voisins la « chinaient », se moquaient d'elle, lui disaient des insultes par le téléphone, quelques mois après elle eut des idées de grandeur, des voix lui annoncèrent des richesses, elle devait faire un héritage important et avoir une belle situation à la campagne.

Elle accusait sa sœur de lui avoir enlevé son mari, elle n'osait plus sortir, de peur d'être poursuivie. Puis toujours persuadée qu'elle allait faire un très riche héritage provenant de son ancienne maîtresse, elle distribue tout ce qu'elle possède aux passants, ce qui amène son internement à Sainte-Anne. Elle entre à l'admission le 3 septembre 1894.

État somatique actuel. — Taille peu élevée 1m,50 ; poids 64 kilogrammes. La tête est volumineuse et l'hypertrophie porte surtout sur la face qui est de forme ovale et très allongée. Il y a une légère augmentation des diamètres antéro-postérieur et transverse du crâne ; la protubérance occipitale externe est saillante. Les pommettes sont très proéminentes, ainsi que les rebords et apophyses orbitaires. Le front est bas, par rapport aux dimensions exagérées de la face. Le nez est considérablement accru dans tous ses diamètres et déforme complètement la physionomie à laquelle il donne une expression grotesque ; les lobules et la pointe du nez sont très épaissies. Le maxillaire inférieur augmenté de volume, élargit considérablement le bas de la figure, le menton est également élargi et très saillant. Le prognathisme est très net, sans être très accusé, les dents de la mâchoire inférieure dépassent celles de la mâchoire supérieure, de 5 millimètres environ. Les lèvres sont épaissies, et l'inférieure est un peu tombante. La langue est augmentée de volume, mais pas autant qu'on l'a signalé dans certains cas, elle tient assez facilement dans la bouche et ne gêne ni la prononciation, ni la déglutition. Les dents sont écartées les unes des autres par suite de l'hypertrophie des maxillaires, elles sont à peu près toutes conservées et en assez bon état.

Les oreilles sont larges, grandes et épaisses, les cheveux assez abondants, gros et durs.

Voici quelques mesures du crâne et de la face :

Diamètre antéro-postérieur maximum. . .	197	millimètres.
— transverse maximum.	165	—
— vertical sus-auriculaire.	150	—
Largeur frontale minimum.	110	—
Longueur de l'oreille.	70	—
Largeur de l'oreille en avant du tragus. . .	30	—
Longueur du nez.	60	—
Largeur du nez.	40	—
Hauteur du sillon naso-labial à la pointe du nez.	35	—
Distance sus-auriculaire au milieu du menton.	163	—
Largeur entre les deux angles du maxillaire.	120	—
Diamètre bi-zygomatique maximum. . . .	153	—
Diamètre bi-auriculaire.	140	—
Longueur de la face.	202	—
Diamètre occipito-mentonnier.	270	—
Circonférence maximum de la tête. . . .	610	—
Largeur de la bouche prise avec le compas. .	70	—
— prise avec le ruban. .	90	—
Largeur de la langue.	55	—

Les mains sont hypertrophiées, surtout en proportion de la taille de la malade, les doigts sont gros, cylindriques, les tissus épaissis et les plis interphalangiens très accentués, les ongles sont aplatis, élargis, striés longitudinalement et enchâssés dans de véritables bourrelets charnus. Les éminences thénar et hypothénar sont augmentées de volume, les plis et sillons de la main sont plus accusés qu'à l'état normal. Pour mesurer l'augmentation de volume des mains, nous nous sommes servis du procédé indiqué par le Pr Joffroy, dans sa leçon précédemment citée, de la méthode hydrostatique.

Nous avons trouvé que la main droite de notre acromégalique déplaçait 400 centimètres cubes d'eau, tandis que la main droite d'une femme adulte, de même taille, prise comme témoin, déplaçait seulement 310 centimètres cubes d'eau. La différence est, on le voit, très appréciable. Pour la main gauche le résultat a été à peu près le même ; celle de l'acromégalique a déplacé 390 centimètres cubes, tandis que la main du témoin en déplaçait seulement 300.

Voici encore quelques mesures concernant la longueur et la largeur des mains et des doigts :

Longueur de la main, face dorsale, prise de l'interligne articulaire de l'articulation du poignet	172 m/m
Longueur de la main, face palmaire	182
Largeur de la main prise au niveau des articulations métacarpo-phalangiennes	210
Longueur du pouce	63
Tour du pouce au niveau de la racine	75
Longueur de l'index	92
Largeur —	70
Longueur du médius face dorsale	105
Tour — —	70
Longueur de l'annulaire	90
Largeur —	63
Longueur de l'auriculaire	75
Largeur —	60

L'examen radiographique des mains de notre malade a été fait, et montre l'épaississement des os de la main, une hypertrophie surtout marquée, comme l'ont dit Marie et Marinesco, aux extrémités des os, aux épiphyses et apophyses. Les extrémités phalangiennes des métacarpiens sont notablement augmentées de volume, surtout celles des 2e et 3e métacarpiens. Mais l'hypertrophie porte surtout sur les phalanges qui sont à peu près toutes élargies et épaissies ; sur quelques-unes d'entre elles on remarque un aspect souvent noté dans les radiographies, d'acromégalique ; la disparition des espaces interarticulaires et des zones cartilagineuses envahies par la prolifération osseuse. Cet aspect est assez net au niveau des articulations des 1re et 2e phalanges de l'index et du médius.

Les pieds sont également élargis et épaissis, sans que leur longueur soit très accrue, les orteils sont épais et volumineux ; le gros orteil est surtout très hypertrophié ; on observe au niveau des orteils des sillons profonds séparant des bourrelets charnus. Par la méthode hydrostatique du Pr Joffroy, on constate que le pied droit de notre acromégalique déplace 950 centimètres cubes d'eau, tandis que le pied de la femme normale prise comme témoin en déplace seulement 840 ; ce qui donne une différence de 110 centimètres cubes en faveur de notre acromégalique.

Nous donnons en outre quelques mesures de la longueur et la largeur du pied.

Longueur du pied prise du milieu de la partie postérieure du talon . . . . 240 m/m

Largeur maxima du pied 100

Tour du pied au niveau des articulations métatarso-phalangiennes 270

Longueur du gros orteil 65

Largeur — à la racine 93

— — à l'extrémité 100

La malade ne présente pas de cyphose cervico-dorsale, mais une scoliose de la région dorsale, à convexité dirigée à gauche. Les clavicules sont grosses, les côtes et les cartilages un peu épaissis, mais il n'y a pas de déformation du thorax, ni de matité retro-sternale de Erb. Les seins sont un peu atrophiés ; le corps thyroïde est peu développé ; le larynx est légèrement hypertrophié, la voix grave.

Les organes thoraciques sont sains ; le cœur ne présente pas d'hypertrophie notable, la respiration s'effectue normalement.

Elle n'a pas de varices, les artères ne sont pas scléreuses. La sensibilité est normale, ainsi que les réflexes oculaires et rotuliens.

La peau a une teinte jaunâtre, très marquée à la face et aux mains ; les sueurs sont abondantes et fréquentes, et apparaissent pour peu que la malade fasse quelques mouvements.

Il est aussi à noter que notre malade présente un peu de polyurie, elle urine deux litres environ par jour. Dans une analyse portant sur 2,200 centimètres cubes, on trouve $25^{gr},96$ d'urée, $0^{gr},66$ d'acide urique, $4^{gr},62$ de phosphates ; pas de sucre ni de peptone, mais un peu d'albumine. On voit qu'il y a une phosphaturie assez considérable, la quantité moyenne des phosphates étant de 3 grammes par jour environ.

La malade souffre encore assez fréquemment de maux de tête, surtout prononcés à la région frontale, mais ces douleurs sont beaucoup moins vives et moins marquées qu'au début de sa maladie.

Il est à remarquer que chez elle, contrairement à ce qu'on observe habituellement, la menstruation ne s'est pas arrêtée et a continué à se faire assez régulièrement. Nous avons dit que la sensibilité générale était normale, la sensibilité spéciale l'est également, l'ouïe est bonne, ainsi que la vue. L'examen ophtalmoscopique n'a rien décelé d'anormal.

État mental. — La malade, avons-nous dit, est entrée à l'admission le 3 septembre 1894. Nous extrayons des notes prises par nos prédécesseurs les renseignements suivants :

18 *septembre* 1894. — Elle parle toujours de l'héritage de sa patronne, elle ne sait pas pourquoi on l'a arrêtée. Tout le monde dans le quartier lui parlait de cet héritage, elle seule l'ignorait.

Elle a reçu, il y a quelques jours, une lettre lui annonçant la mort de sa mère ; mais elle en parle d'une façon indifférente, il semble qu'elle en doute.

M. C... lui téléphone constamment dans les oreilles : « Tu es une putain ». Il le disait aussi à son mari et c'est lui qui l'a obligé à la quitter. Il défendait aux marchands de lui vendre, aux voisins de la voir. « Si tu vas la voir je te tirerai des coups de revolver, leur disait-il ». Il oblige sa fille de 16 ans à faire du matin au soir des choses honteuses. Il lui fait accrocher des objets ridicules dans le dos pour qu'on se moque d'elle.

« Il a le moyen de tourner le cerveau ; elle a été comme folle à cause de lui ; il a du vice pour bien des choses ».

Si elle a mal dans la tête, dans le dos et dans le ventre, c'est probablement lui qui en est cause. A force de l'entendre parler par le téléphone, elle a appris à parler du cerveau. Elle entend parler de loin et pas de près, et cela malgré le bruit ; cela dure depuis cinq mois ; toutes les personnes qu'elle connaît lui téléphonent et elle leur répond par le cerveau.

Elle entend encore des voix qui lui annoncent sa fortune et qui lui disent : « Vends tout ce que tu as, va rue du Caire chez M. D..., tu as son héritage ».

Novembre 1894. — Elle continue à se plaindre des persécutions perpétuelles dont elle est l'objet, ce M. C... lui parle toute la nuit, il veut probablement s'emparer de sa fortune. Le matin, elle trouve toute sorte de saletés dans son lit, du coton, des petits fils noirs ; c'est peut-être des bêtes, ça la chatouille.

Elle souffre de l'estomac et elle se plaint qu'on la soigne bien mal pour une propriétaire.

Janvier 1895. — Dans une lettre qu'elle adresse à un maire d'un arrondissement de Paris, elle écrit : « M. P... doit bien avoir des choses à se reprocher ; je sais tout ce qui se passe, mais par voix d'oreilles. »

On veut la faire disparaître. M. C... continue à lui parler et à lui dire des injures ; il la poursuit elle et sa famille.

Elle est très méfiante ; elle croit qu'on intercepte ses lettres et qu'on empêche son mari de la voir ; les jours de visite, elle veut à toute force aller au parloir, prétendant que son mari l'y attend.

Décembre 1895. — Même état ; elle est persuadée qu'on la retient ici par méchanceté ; on lui apprend que son mari a été enfermé à Ville-Évrard pour alcoolisme et qu'il ne peut par conséquent pas venir la voir. Elle semble ne pas croire ce qu'on lui dit. Par moments, elle s'agite, crie après le nommé C... qui lui donne des douleurs, l'injurie et veut lui voler sa fortune. Elle donne très difficilement des renseignements ; elle ne veut pas répondre sur les questions relatives à l'origine de ses déformations acromégaliques. Lorsqu'on veut examiner sa bouche et ses mains, elle se sauve et ne veut plus reparaître.

Mars 1896. — C'est par le téléphone qu'on lui cause tous les jours ; on lui fait remarquer qu'elle a du bien, mais on ne lui donne pas de papiers pour qu'elle en prenne possession. Elle ne veut pas qu'on la touche, parce qu'on lui fait grossir ses doigts et enfler sa figure.

Août 1896. — Elle revoit son mari, qu'elle n'avait pas vu depuis un an. Elle le reconnaît, mais ne le tutoie pas. Elle réclame sa sortie avec violence. « Il doit y avoir un motif pour qu'on me retienne ici, dit-elle », elle s'excite complètement et quitte son mari sans lui dire adieu. Son mari trouve que, depuis sa dernière visite, les mains ont grossi ainsi que la figure.

Février 1897. — On continue toujours à l'insulter ; elle « est retenue par ses pensées et ses paroles pour expliquer ce qu'elle sent ; d'ailleurs, il n'est pas encore temps de signer quelque chose. »

Elle a des esprits en elle, et ces esprits lui causent ; elle pense que tout le monde en a aussi. Des personnes l'agacent, l'énervent, lui crient des injures par méchanceté, par jalousie, quelquefois cependant elle entend des paroles agréables.

Mars 1898. — Après être restée pendant assez longtemps dans un état qu'elle considère comme satisfaisant, elle est prise d'idées hypocondriaques, se refuse à se laisser prendre le pouls, et, comme on l'invite à profiter d'une belle journée pour descendre dans le jardin, elle répond : « Quand je suis par terre, je suis en morceaux. D'ailleurs, je suis rongée intérieurement. »

Juin 1899. — La malade est très apathique ; elle passe la plus grande partie de son temps assise sur une chaise ; elle cause peu avec ses autres compagnes. Elle souffre encore assez fréquemment de maux de tête, moins violents cependant que ceux d'autrefois. Elle a conscience de l'état de laideur provoquée par ses déformations acromégaliques ; aussi, fait-elle des difficultés pour laisser examiner sa figure ou ses mains ; on a de la peine à lui faire ouvrir la bouche et à montrer la langue. Lorsqu'on lui demande si ses mains ont grossi depuis plusieurs années, elle répond affirmativement ; elle croit que c'est une mauvaise influence qui a amené cette hypertrophie des mains ; c'est en donnant des poignées de main à des personnes mal disposées à son égard que cet effet a dû se produire. Elle ne peut dire exactement à quelle époque remonterait l'accroissement des extrémités et de la face ; on remarque d'ailleurs chez elle un affaiblissement notable de la mémoire ; elle ne se rappelle plus très bien de quelle maladie sont morts les trois enfants qu'elle a perdus ; elle ne sait plus si ces enfants morts en bas âge étaient des garçons ou des filles ; elle ne saurait pas dire non plus l'âge des trois enfants qui lui restent.

Les idées de persécution sont un peu moins nettes ; M. C... la laisse maintenant à peu près tranquille ; mais elle entend toujours parler par le cerveau. Son père, sa mère, ses enfants, son mari lui parlent ainsi et lui font des reproches injustes ; mais elle ne peut pas leur répondre, parce qu'elle n'a pas comme eux la faculté de parler par le cerveau. Aussi, voudrait-elle que sa famille vienne la voir pour s'expliquer de vive voix avec elle, puisqu'elle ne peut employer les mêmes moyens de communication dont ils se servent pour converser avec elle. La malade écrit plusieurs lettres qui restent sans réponse ; ses parents ayant quitté Paris ou n'habitant plus aux adresses indiquées sur les lettres. Depuis deux ans environ, elle n'a pas reçu de visite.

Elle se plaint qu'à l'asile, toutes celles qui couchent dans le même dortoir qu'elle, se moquent d'elle, la traitent de folle et d'idiote ; le soir, elles viennent crier auprès de son lit, lui font des grimaces pour lui faire peur. « Il y a quelqu'un qui me porte malheur, on doit me mépriser, dit-elle ».

Elle présente également quelques troubles de la sensibilité générale ; on la pique parfois la nuit, mais ces troubles sont peu marqués. Plus accusées sont les hallucinations de l'odorat qui deviennent cependant un peu moins fréquentes et moins pénibles. Il y a quelques mois, « c'était une véritable peste » ; on lui envoyait de mauvaises odeurs pour la troubler, pour lui faire perdre la tête. « Ces odeurs, je ne peux pas les supporter, elles m'empêchent d'entendre ; je suis asphyxiée aussitôt que je suis couchée ». Maintenant, elle en souffre un peu moins, on lui en envoie cependant encore par insolence et par méchanceté.

Ses anciennes idées ambitieuses sont à peu près complètement disparues ; elle ne parle plus du riche héritage que les voix lui annonçaient autrefois ; cependant, elle entend encore dire parfois des choses agréables ; sa situation va changer, elle va bientôt partir et elle aura une vie plus heureuse.

Il reste encore un fait intéressant à signaler. La malade attribue volontiers à des persécutions imaginaires les symptômes pénibles déterminés chez elle par l'acromégalie. La céphalée habituelle dont souffrent ces malades et dont elle ressent souvent encore les atteintes, est déterminée par une personne qui s'étend sur le cerveau et sur le plancher de la tête si bien qu'elle ne peut ouvrir les yeux. De même par les attouchements qu'on lui a fait subir, on lui a déformé la figure et les mains.

Nous allons maintenaut présenter les quelques réflexions que nous suggèrent les observations précédentes. Tout d'abord il ne nous semble pas que l'acromégalie ait joué un rôle dans le développement et l'apparition de la majorité des psychoses signalées plus haut. Dans le cas de Pick, nous relevons des antécédents qui permettent à eux seuls d'expliquer très facilement l'apparition de sa maladie mentale. Un de ses frères s'est suicidé dans un accès de folie; lui-même a eu, vers l'âge de 40 ans, un accès délirant de très courte durée pendant lequel il eut des idées de persécution; quelques embarras pécuniaires avaient suffi pour faire éclore cet accès; 7 ans plus tard, pour un motif aussi peu important le paiement d'une dette réclamée par son frère avec une certaine insistance, développement rapide d'un nouvel accès; le malade se croit persécuté et ne veut plus voir personne, il a des hallucinations de l'ouïe, en même temps il a des idées mystiques, il construit un autel dans sa chambre et passe ses journées en prière; il prêche sur l'œil de Dieu. Enfin cet accès est de courte durée, il disparaît aussi vite qu'il est apparu; en 3 mois il est terminé. Ce sont bien là les caractères que le Dr Magnan a décrits à propos des délires systématisés des dégénérés : début rapide, sous l'influence des causes les plus légères ou même sans cause appréciable, s'expliquant par l'état de déséquilibration constante où se trouvent ces malades; polymorphisme des conceptions délirantes pouvant revêtir les aspects les plus divers, mystiques, de persécutton, ambitieuses, hypocondriaques; marche irrégulière, non évolutive, curabilité possible et souvent très rapide.

Le malade de Pick nous paraît donc un dégénéré qui eut à deux reprises « des bouffées délirantes » avec idées mystiques et de persécution, et qui plus tard se suicida. L'acromégalie, qui existait alors chez lui, n'a eu aucune influence sur l'apparition de ces troubles psychiques.

Il en est de même dans l'observation XIX de Tanzi,

et ici le fait est d'autant plus évident que l'acromégalie ne se développa chez ce malade qu'après son premier internement à l'asile de Genève. Dans ce cas il s'agit très probablement aussi d'un dégénéré, malgré le petit nombre de renseignements que l'auteur donne sur la psychose. Ce malade avait un frère également interné, dans un autre asile; il eut deux accès délirants; dans le premier il était violent et halluciné, la guérison fut suivie d'un affaiblissement intellectuel très sensible, quelques années plus tard nouvel accès d'agitation qui nécessite une seconde fois son internement. Notons en outre qu'il présente quelques stigmates physiques de dégénérescence : le lobule de l'oreille est adhérent et l'hélix est incomplètement ourlé.

L'observation de Tamburini (Obs. XX) est trop écourtée pour que nous puissions en tirer quelques conclusions; l'auteur dit seulement qu'il s'agit d'un délire de persécution coexistant avec l'acromégalie.

Dans le cas du Pr Joffroy (obs. XXI), c'est une malade dont l'acromégalie avait débuté très tard, à 54 ans; elle entre dans le service parce qu'elle souffre d'un affaiblissement intellectuel très marqué et d'une perte presque complète de la mémoire, avec indifférence, apathie et inconscience absolues; il n'y a pas de manifestations délirantes. Ajoutons que la malade était à son entrée dans un état de cachexie avancée, et qu'elle mourut quelques mois après. Nous rapprocherions volontiers ce cas, où l'on n'observe que de l'affaiblissement intellectuel simple de ceux que nous avons cités dans la première partie de ce travail où la diminution des facultés psychiques coïncidait avec le début de l'acromégalie. Dans ces cas, nous avons essayé de rattacher cet affaiblissement intellectuel précoce à une lésion du corps thyroïde. Ici le corps thyroïde était normal, on ne peut donc invoquer la même cause; mais on peut faire remarquer que cet affaiblissement intellectuel a accompagné l'apparition de la cachexie où se trouve la malade. Rappelons l'hypothèse formulée par le Pr Joffroy dans la leçon précédemment citée; cette hypothèse peut se résumer ainsi: dans l'acromégalie le corps pituitaire est constamment touchée; cette glande a des fonctions analogues à celle du corps thyroïde et joue un rôle important dans la nutrition des systèmes osseux, musculaire et vasculaire. Si son activité est accrue, il y aura développement plus considérable des os et des muscles et apparition de l'acromégalie; à la suite de cette phrase d'hyperfonction viendrait une dernière période où l'activité de la glande disparaîtrait, ce serait alors la cachexie terminale de l'acromégalie qui serait le pendant de la cachexie strumiprive que l'on observe quand les altérations du corps thyroïde ont complètement détruit la partie glandulaire. Cette hypothèse est des plus admissibles; les recherches de Rogowitch et de Gley (1), celles de Vassale et Sacchi (2) ont montré les étroites relations fonctionnelles qui unissent la glande thyroïde et le corps pituitaire. Ces deux glandes auraient la propriété de neutraliser certaines substances dont la rétention dans l'or-

(1) *Archives de physiologie*, 1892.
(2) *Rivista sperimentale di frenatria*, 1894.

ganisme exercerait une action toxique sur le système nerveux ; on a trouvé chez des animaux privés de glande thyroïde une hypertrophie de l'hypophyse, et la destruction complète du corps pituitaire amène, au bout de peu de jours, la mort de l'animal en expérience, au milieu des symptômes d'une intoxication grave, très analogues à ceux qui suivent l'ablation du corps thyroïde.

On pourrait donc, d'après ce que nous venons de dire, concevoir de la façon suivante la genèse de cet affaiblissement intellectuel observé soit au début de l'acromégalie, soit à sa période terminale. Lorsque ces troubles psychiques, diminution de l'intelligence et de la mémoire, somnolence, insouciance, apathie, apparaîtraient au commencement de la maladie, ils proviendraient d'une lésion concomitante de la glande thyroïde ; lorsqu'au contraire ils surviendraient au moment où le corps pituitaire altéré de façons diverses, a presque complètement cessé ses fonctions, ils auraient pour cause la lésion de cette glande qui ne neutraliserait plus les substances exerçant une action toxique sur le système nerveux. Et ainsi ces deux glandes aux fonctions analogues, hypophyse et corps thyroïde, se suppléeraient sans se remplacer complètement ; les altérations de l'une comme les lésions de l'autre, entraînant, suivant leur intensité, une torpeur et un engourdissement intellectuels proportionnels en quelque sorte, aux degrés des lésions. Telle est l'explication qui nous semblerait probable, d'après l'hypothèse du Pr Joffroy.

Dans l'observation XXII, des Drs Garnier et Santenoise, il s'agit manifestement d'une dégénérée dont elle offre les signes physiques et les antécédents. Elle a de l'asymétrie faciale et la voûte palatine ogivale ; une de ses tantes a été aliénée ; de plus l'accès maniaque qu'elle a présenté est apparu brusquement sans cause appréciable ; il a été très court et suivi d'un état passager de confusion mentale. Là encore, et c'est l'avis des Drs Garnier et Santenoise, l'acromégalie n'a joué aucun rôle dans l'apparition de ces troubles psychiques, c'est la dégénérescence qui seule est en cause.

Dans notre observation personnelle, la malade est évidemment une dégénérée. Elle a présenté un délire éclos très rapidement, en quelques mois et où les idées de persécution et de grandeur sont apparues à peu près en même temps, ce délire n'a pas de tendances évolutives ; il est maintenant à peu près tel qu'il était au début. Seules les idéesambitieuses ont diminué d'intensité, et sont moins nettes qu'autrefois ; mais c'est là un fait fréquent dans les délires systématisés des dégénérés, comme l'a montré le Dr Magnan (1). Chez eux, en effet, on voit coexister plusieurs délires de nature différente, sans aucune liaison entre eux, et l'un d'eux peut s'atténuer ou disparaître pendant que l'autre continue son cours et ne perd rien de son intégrité. Donc tous les troubles intellectuels qu'a présentés notre malade rentrent parfaitement dans la grande classe des délires des dégénérés, et l'acromégalie, qui a débuté une dizaine d'année avant l'apparition du délire, n'est encore pour rien dans sa genèse.

---

(1) Leçons cliniques sur les maladies mentales.

Il est cependant un point intéressant que nous tenons à faire remarquer. Bien que l'acromégalie ne doive pas entrer en ligne de compte dans le développement de la psychose présentée par notre malade, elle a donné lieu cependant chez elle à quelques interprétations délirantes. Elle attribue en effet les déformations de ses mains et de sa figure aux persécutions qu'on dirige contre elle ; si ses mains ont grossi dans de pareilles proportions, c'est qu'elle a donné des poignées de main à des personnes qui ont exercé ensuite sur elle une mauvaise influence ; il en est de même pour sa figure et elle accuse les instruments dont on s'est servi pour lui mesurer la tête, de lui avoir complètement déformé sa physionomie.

De ces interprétations, attribuant faussement une difformité physique à des manœuvres pernicieuses exercées par des persécuteurs, il nous paraît intéressant de rapprocher une observatiou du Dr Magnan (1), citée dans ses leçons sur l'épilepsie, et où l'on voit un comitial faire remonter à des influences malveillantes l'origine de ses attaques. La voici :

« Armand G..., hongreur, âgé de 25 ans, est épileptique depuis la première enfance. Il a toujours été d'une crédulité extrême et ajoutant parfaitement foi aux histoires des sorciers. Méfiant et ombrageux par nature, il cherchait la cause de ses attaques, et se croyait poursuivi par des ennemis imaginaires, il ne tarda pas à accuser un de ses patrons de lui avoir provoqué cette maladie. On lui a, dit-il, jeté un sort pour lui donner des attaques

(1) Magnan. Maladies mentales.

et l'empêcher de trouver de l'ouvrage. Dès qu'il est chez un nouveau maître, on lui fait venir aussitôt un étourdissement, et il ne tarde pas à être renvoyé. Ce n'est pas du reste la première fois qu'il voit ainsi jeter des sorts. Il a lu dans un livre la manière de procéder, et il connaît un autre individu exerçant la même profession que lui, qui a également été influencé par un mauvais esprit et qui, depuis qu'on l'a rendu épileptique, ne peut réussir aucune des opérations qu'il pratique sur les animaux. »

Nous voyons donc que dans toutes les observations précédentes, à l'exception de celle du Pr Joffroy, l'acromégalie n'a en rien déterminé l'apparition de troubles psychiques graves ; elle a pu donner lieu, comme dans notre cas, à des interprétations délirantes particulières, mais d'une façon tout accessoire ; et la véritable cause de tous ces désordres provient d'une toute autre origine, de la dégénérescence mentale. Mais si les psychoses coexistant avec l'acromégalie sont indépendantes de cette dernière maladie, peut-on affirmer qu'il n'y ait aucune relation entre ces psychoses et le développement de l'acromégalie ? En d'autres termes, le développement de l'acromégalie se ferait-il de préférence sur un terrain nerveux prédisposé et les mêmes causes qui favorisent l'apparition des psychoses, faciliteraient-elles l'éclosion de la maladie de Marie ? Il nous paraît difficile de répondre à l'heure actuelle nettement à cette question, étant données les discussions encore très vives au sujet de la pathogénie de cette dernière maladie. Nous nous bornerons seulement à présenter quelques arguments qui pourraient faire pencher en faveur de l'hypothèse du rôle de la prédisposition nerveuse dans le développement de l'acromégalie.

Nous rappellerons la fréquence considérable des psychoses chez les acromégaliques, fréquence huit fois plus forte que chez les gens normaux ; l'hérédité souvent très lourde qu'on relève chez eux : c'est dans le cas de Claus un grand-père alcoolique, une grand'mère et une mère mortes démentes, un neveu épileptique ; dans celui de Guinon le grand-père paternel était mort fou ; dans l'observation de Surmont le grand-père et la tante paternels sont morts d'apoplexie, un oncle paternel a été atteint de délire de persécution ; la mère est strabique, une sœur l'est également, un frère est mort à la naissance par suite d'imperforation de l'œsophage. Enfin on a signalé assez fréquemment la coexistence de l'acromégalie et de maladies nerveuses : la syringamyélie (Holschewnikoff, Peterson, Bassi), le tabes (Debierre), la chorée (Claus), l'hystérie (Guinon, Chauffard), l'épilepsie (Bourneville, Raymond et Souques).

Tous ces faits constituent de fortes présomptions en faveur du rôle important joué par le système nerveux dans le développement de l'acromégalie, mais ils ne permettent pas de l'affirmer, tout en le rendant très probable.

Quoi qu'il en soit des rapports de l'acromégalie avec les maladies nerveuses ou mentales, nous avons vu que les psychoses précédemment signalées n'étaient pas liées au développement de la maladie de Marie, qu'elles dépendaient de la dégénérescence mentale dont nous avons retrouvé les traces dans les antécédents de ces malades ; nous étions arrivés, nous le rappelons, au même résultat lorsque, à la fin du chapitre précédent, nous avions vu que les différents accidents mélancoliques observé quelquefois dans le cours de l'acromégalie, pouvaient être très légitimement regardées comme étant de nature dégénérative.

Par suite des considérations précédentes et de quelques autres remarques faites dans le cours de ce travail, nous croyons pouvoir tirer les conclusions suivantes :

CONCLUSIONS

I. — Les troubles intellectuels ne sont pas constants chez les acromégaliques et s'observent dans la proportion de vingt-cinq pour cent des cas.

II. — On peut diviser ces troubles intellectuels en deux catégories : ceux qui appartiennent en propre à l'acromégalie, et ceux qui relèvent d'une toute autre cause.

III. — Les troubles intellectuels dépendant de l'acromégalie seraient très analogues à ceux du myxœdème : ils consisteraient en affaiblissement de l'intelligence et de la mémoire, apathie, somnolence, torpeur, hébétude ; ils peuvent apparaître au début de la maladie et sembleraient liés à des altérations concomitantes de la glande thyroïde, ou se montrer au contraire à la période terminale de cachexie et seraient déterminés par l'abolition de la fonction du corps pituitaire.

IV. — Les autres troubles intellectuels signalés chez les acromégaliques, misanthropie, hypocondrie, dépression mélancolique, tentative de suicide, ont pour cause la dégénérescence mentale dont on retrouve fréquemment les stigmates dans les antécédents héréditaires ou personnels de ces malades.

V. — Les psychoses s'observent dans une proportion huit fois plus considérable chez les acromégaliques que chez les gens normaux, et les psychoses observées jusqu'alors chez eux rentrent dans la classe des délires des dégénérés.

INDEX BIBLIOGRAPHIQUE

Adler. — Ein Fall von Akromegalie. *Med. Monatschr.* N.-Y., 1889.

Brissaud. — *Revue neurologique*, 1893.

P. Blocq. — *Gazette hebdomadaire*, 1894.

Bourneville et Regnault. — Acromégalie. *Bulletin de la Société anatomique de Paris*, 1896.

Chauffard. — Acromégalie fruste avec macroglossie. *Abeille médicale*, 1895.

Claus. — Un cas d'acromégalie. *Ann. Soc. de méd. de Gand*, 1890.

Claus et Vander Stricht. — Contribution à l'étude anatomique et clinique de l'acromégalie. *Ibid.*, 1893.

Collins. — Acromegaly. *J. Nerv. and ment. disease*, 1893.

Dallemagne. — Trois cas d'acromégalie avec autopsie. *Arch. de méd. expér. et d'anat. path.*, 1895.

Dercum. — Two cases of acromegaly. *The American Journal of medical sciences*, 1893.

Duchesneau. — Contribution à l'étude anatomique et clinique de l'acromégalie. *Thèse*, Lyon, 1891.

Freund. — Ueber Akromegalie. *Samml. klin. Vortr.* Leipz., 1889.

Garnier (S.) et Santenoise. — Une observation de manie aiguë chez une acromégalique. *Archives de neurologie*, 1897.

Grocco. — Di un caso d'acromegalia. *Riv. gen. ital. di clin. med.*, 1891.

Guinon. — Un cas d'acromégalie à début récent. *Nouvelle iconographie de la Salpêtrière*, 1890.

HENROT. — Notes de clinique médicale. *Gazette des hôp.*, 1883.

JOFFROY (A.). — Sur un cas d'acromégalie avec démence. *Progrès médical,* 1898.

— Des troubles nerveux consécutifs aux lésions du corps thyroïde. *Gazette des hôp.*, 14 mai 1891.

LANCEREAUX. — Des trophonévroses des extrémités ou acrotrophonévroses. *Semaine médicale,* 1895.

LÉVI. — De l'acromégalie. *Archives gén. de méd.*, 1896.

LUZET. — De l'acromégalie. *Archives gén. de méd.*, 1891.

MAGNAN. — Maladies mentales.

— Leçons cliniques, 1897.

MAGNAN et LEGRAIN. — Les dégénérés.

MARIE. — Sur deux cas d'acromégalie. *Revue de médecine,* 1886.

— L'acromégalie. *Nouvelle iconographie de la Salpêtrière,* 1888.

— L'acromégalie. *Progrès médical,* 1889.

— Sur deux types de déformation des mains dans l'acromégalie. *Bulletin et Mémoire de la Société des Hôpitaux de Paris,* 1896.

MASSOLONGO. — Sull'acromegalia. *Riforma medica.* Napoli, 1891.

PÉCHADRE. — Un cas d'acromégalie. *Revue de méd.*, 1890.

PEL. — Ein Fall von Akromegalie in Folge von Schreck. *Berl. klin. Woch.*, 1891.

PICK. — Ueber das Zusammenkommen von Akromegalie und Geistesstörung. *Prager med. Wochenschrift,* 1890.

RAUZIER et GRASSET. — Maladies du système nerveux, t. II. Art. Acromégalie.

SACCHI ERCOLE et GIULIO VASSALE. — Nouvelles expériences sur la glande pituitaire. *Rivista sperimentale di frenatria,* 1894.

SOUQUES. — Art. Acromégalie, in Traité de médecine Charcot-Bouchard, t. VI.

SOUZA-LEITE. — De l'acromégalie. *Thèse,* Paris, 1890.

STERNBERG. — Beiträge zur Kentniss der Akromegalie. *Zeitschrift für klinische Medicin,* 1894.

Sternberg. — Die Akromegalie. *Specielle Pathologie und Therapie von Nothnagel*. Wien, 1897.

Strümpell. — Ein Fall von Akromegalie. *Münchener med. Wochenschrift*, 1889.

Surmont. — Acromégalie à début précoce. *Nouvelle iconographie de la Salpêtrière*, 1890.

Tamburini. — Beitrag zur Pathogenese der Akromegalie. *Centralblatt für Nervenheilkunde und Psychiatrie*, 1894.

— Congrès de neurologie de Bruxelles, septembre 1897.

Tanzi. — Duo casi di acromegalia. *Archivio italiano di clinica medica*, 1891.

Thomas Lynn. — A case of acromegaly. *British medical Journal*, 1895.

On trouvera les renseignements bibliographiques très complets sur l'acromégalie en général dans le *Centralblatt für allgemeine pathologie und pathologische anatomie*, de 1898, p. 591, en tête de la revue du Dr E. Schütte.

CHARTRES. — IMPRIMERIE DURAND, RUE FULBERT

www.ingramcontent.com/pod-product-compliance
Ingram Content Group UK Ltd.
Pitfield, Milton Keynes, MK11 3LW, UK
UKHW021117260726
13994UKWH00002B/926

9 782329 119175